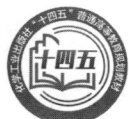

化学工业出版社"十四五"普通高等教育规划教

国家级一流本科专业建设成果教材

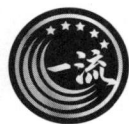

U0863853

基金资助

# 生药学实验指导

## Guidelines for Pharmacognosy Experiments

杨志刚　李建银　主编

吴争荣　张虹锐　张雅雯　副主编

化学工业出版社

·北京·

**内容简介**

《生药学实验指导》由三大部分组成，其中：第一篇为生药学实验方法与技术，主要包括生药鉴别的常用方法和技术、生药显微鉴定技术以及生药鉴别要点等内容。第二篇为生药学实验，编写十五个实验项目，其中实验一为生药中主要化学成分的定性试验，实验二为生药的纸色谱、薄层色谱鉴定；实验三为生药的高效液相色谱含量测定；实验四为藻、菌、蕨类及裸子植物生药鉴定；实验五～实验十为双子叶植物生药鉴定；实验十一为单子叶植物生药鉴定；实验十二为动物类及矿物类生药鉴定；实验十三为川贝母的DNA分子鉴定；实验十四为中成药的显微鉴定；实验十五为未知生药和生药混合粉末的鉴定。第三篇为附录，共编写了三个附录，涉及常用试剂配制方法、《中华人民共和国药典》（2025年版）规定的药筛标准及生药粉末分等，以及部分生药高清图片和部分实验结果图作为参考。

《生药学实验指导》可供各高等院校药学类、中药学各专业、各个教育层次的学生使用，也可作为从事药学工作相关各类专业人员及医药工作者的参考工具书。

**图书在版编目（CIP）数据**

生药学实验指导 / 杨志刚，李建银主编．—北京：化学工业出版社，2025.6．—（化学工业出版社"十四五"普通高等教育规划教材）（国家级一流本科专业建设成果教材）．—— ISBN 978-7-122-47784-2

Ⅰ．R93-33

中国国家版本馆CIP数据核字第2025E0D891号

---

责任编辑：褚红喜　芮竞飞　　文字编辑：李 蕾 朱 允
责任校对：宋 玮　　　　　　装帧设计：刘丽华

---

出版发行：化学工业出版社
　　　　　（北京市东城区青年湖南街13号　邮政编码100011）
印　　装：北京云浩印刷有限责任公司
787mm×1092mm　1/16　印张7¼　字数125千字
2025年9月北京第1版第1次印刷

---

购书咨询：010-64518888　　　售后服务：010-64518899
网　　址：http://www.cip.com.cn
凡购买本书，如有缺损质量问题，本社销售中心负责调换。

---

定　　价：35.00元

# 《生药学实验指导》编写组

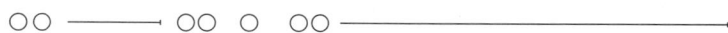

**主　编：**

杨志刚　李建银

**副主编：**

吴争荣　张虹锐　张雅雯

**编者（按姓氏笔画排序）：**

王媛媛　李一蒙　李建银

杨志刚　吴争荣　张虹锐

张素珍　张雅雯　秦　芳

# 前言

生药学是应用植物学、化学、药理学、本草学等学科的理论知识和技术方法研究生药的基源鉴定、采收加工、活性成分、药理作用、品质评价、资源利用、生物合成、新药发现等问题的科学。生药学实验是生药学课程的重要组成部分，是学习生药学的重要环节。通过生药学实验课程，与课堂基础理论知识相互结合、相互补充，使学生加深理解、复习巩固课堂所学理论知识，学会从生药性状鉴定、显微鉴定、理化鉴定、分子鉴定等方面进行生药真伪、优劣鉴定，培养学生观察发现问题、分析解决问题的能力。

《生药学实验指导》全书由三大篇组成：第一篇为生药学实验方法与技术；第二篇为生药学实验；第三篇为附录。其中生药学实验共编排设计十五个实验，具有较强的操作性和应用性，每个实验后还附有思考题，通过实验使学生加深对理论知识的理解，掌握生药的经验鉴别方法和现代科学的鉴别方法，学会鉴定生药真伪、优劣的基本技能，培养实际的工作能力和严肃认真的科学态度。本书中的实验操作视频、附录内容和生药相关图片等供学生课前预习或课后复习参考。

《生药学实验指导》的具体编写分工如下：实验一、二、三由杨志刚编写；实验四、五由李建银编写；实验六、七由吴争荣编写；实验八、九由秦芳编写；实验十、十一由张雅雯编写；实验十二、十三由杨志刚、李一蒙编写；实验十四、十五由张虹锐编写；实验附录由吴争荣、张雅雯、秦芳编写；实验图片、视频由李建银、张虹锐、张雅雯、张素珍、王媛媛制作。本书的出版得到兰州大学教材建设基金资助。

本书内容坚持传承创新、深化思政教育、注重能力培养，实验内容比较全面系统，便于读者巩固所学的生药学知识，可供医药院校相关专业学生使用，也可供药学专业人员及医药行业工作者使用。

由于编写时间和编者水平有限，书中难免存在疏漏之处，敬请广大读者批评指正。

编者

2025 年 1 月

生药学实验注意事项

## 第一篇　生药学实验方法与技术

## 第二篇　生药学实验

## 第三篇　附录

参考文献

# 生药学实验注意事项

生药学是药学专业的专业基础课，具有较强的操作性和应用性。其实验目的是使学生通过实践加深理解，复习巩固课堂所学理论知识，掌握生药的经验鉴别方法和现代科学的鉴别方法，学会鉴定生药真伪、优劣的基本技能，培养实际的工作能力和严肃认真的科学态度。

1. 实验室是进行科学实验、培养严谨求实作风、探索创新的场所，进入实验室工作、学习的所有人员，必须持严肃科学的态度入室，必须穿实验服，着装整洁。

2. 实验室必须保持整齐、清洁、规范有序、安全的良好工作状态，禁止在室内吸烟、嬉戏、喧哗。

3. 进入实验室工作、学习的人员需遵守实验室的规章制度，不迟到、早退，不无故缺席，不准在实验室和利用实验室仪器设备进行与教学科研实验无关的活动，不动用与本实验无关的设备器材。实验结束后如数清点归还，若有损坏丢失者按相关办法处理。

4. 实验前需认真进行准备，明确实验目的，掌握实验的基本要求、原理、方法、步骤，了解有关仪器设备的性能、配置，熟悉操作规程及安全注意事项。准备好各种自备的实验用品，如铅笔、橡皮、直尺、实验报告本等。

5. 实验中应科学操作、细致观察、如实记录，及时整理实验数据。实验报告要条理清晰、重点突出、结果准确，绘图要注意线条流畅、特征明确，组织简图应使用通用的代表符号，图注应清晰。

6. 爱护实验材料，不得损坏永久装片，不得解剖或损坏腊叶标本，不得将实验材料带出实验室。

7. 爱护仪器设备、设施及其他物品，严格按操作规程使用仪器设备，不擅离职守，发现设备故障或其他异常情况时，应立即采取应急措施，并及时报告。按要求做好仪器设备使用登记和记录。

8. 实验结束后，物品归还原处，清洁室内卫生，废弃物倒入指定地点，以免造成堵塞或腐蚀管道，污染环境，仔细进行安全检查，注意关机、关电、关水、关门窗等。

第一篇

# 生药学实验方法与技术

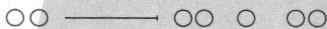

○○ ────── ○○ ○ ○○ ──────

# 生药鉴别的常用方法和技术

## 一、生药取样

生药的取样是否典型和具有代表性会直接影响后期检定结果的客观性和准确性，因此取样必须注意符合科学性、真实性和代表性。其基本原则是均匀和合理。

### 1. 取样前检查

在抽取样品前，应首先核对样品的品名、产地、规格、等级及包装试样是否与所报数据一致，检查包装的完整性、清洁程度，确认是否有水迹、霉变或污染等常规易出现的问题，并做好详细记录。凡有异样的包件，需单独检验。

### 2. 取样原则

从同批生药包件中抽取供检样品，生药总包件数少于 5 件时，应逐件取样；5～99 件时，随机取样 5 件；100～1000 件时，按 5% 比例取样；超过 1000 件时，超过部分按 1% 取样。对于贵重生药，不论包件数量多少，均逐件取样检定。

### 3. 破碎或粉末状生药取样

对于破碎的、粉末状的或大小在 1cm 以下的生药颗粒，使用采样器（探子）从每包件的不同部位抽取至少 2～3 份样品，若包件较大，应从 10cm 以下的不同部位分别抽取样品。每一包件的取样量为：一般生药 100～500g，粉末状生药 25～50g，贵重生药 5～10g，个体大的生药，根据情况抽取有代表性的样品。

### 4. 样品处理

将取出的样品混合均匀，作为总样品。如果抽取的总样品量过多，可采用四分法再取样，即将所取样品摊成正方形，依对角线划分为四等份，取用对角两份。直至样品量足够完成所有检验和留样为止。最终的供试样品量一般不得少于检验所需样品量的 3 倍，即 1/3 供实验分析用、1/3 供复核用、1/3 作为留样保存，保存期至少为 1 年。

## 二、药材检定通则

药材的检定包括性状、鉴别、检查、浸出物测定和含量测定等项目。检定时应注意下列有关的各项规定。

### 1. 取样
应按照前述的"药材取样法"进行取样。

### 2. 对照标准
为了正确检定药材，必要时可使用符合《中华人民共和国药典》（以下简称《中国药典》）（2025 年版）规定的相应药材标本作对照。

### 3. 已切碎药材
供检定的药材如已切碎，除性状项已不完全相同外，其他各项应符合相关规定。

### 4. 性状
性状指药材的形状、大小、色泽、表面特征、质地、断面、气味、水试、火试等。

### 5. 鉴别
鉴别指检定药材真实性的方法，分为经验鉴别、显微鉴别及理化鉴别。

（1）经验鉴别：指用简便易行的传统方法观察颜色变化、气味变化、浮沉情况以及爆鸣、色焰等特征鉴别。

（2）显微鉴别：指用显微镜观察药材切片（横切片或纵切片）、粉末或表面等的组织、细胞特征。按照《中国药典》（2025 年版）规定的药材及成方制剂显微鉴别法项下的方法制片观察。

（3）理化鉴别：指用化学或物理的方法，对药材中所含某些化学成分进行的鉴别试验。

① 荧光法鉴别。将药材（包括断面或浸出物等）经过酸或碱处理后，置于距离紫外光灯约 10cm 处，在紫外光灯的照射下观察其荧光反应。除非有特别规定，紫外光灯的波长应为 365nm。

② 微量升华法鉴别。将金属片置于石棉网上，放置一个高约 8mm 的金属圈于金属片上，圈内加入适量的药材粉末。然后在金属圈上覆盖载玻片，并用酒精灯缓慢加热石棉网，直到药材粉末开始焦化为止。取下酒精灯，待金属片冷却后，载玻片上会形成升华物。翻转载玻片，并在显微镜下观察升华

物的结晶形态和颜色，或加试液进行反应观察。

③ 光谱和色谱鉴别。常用的有紫外-可见分光光度法、红外分光光度法、薄层色谱法、高效液相色谱法、气相色谱法等。

**6. 检查**

检查指对药材的纯净程度、有害或有毒物质进行的限量检查，包括水分、灰分、杂质、毒性成分、重金属及有害元素、农药残留量等。

**7. 浸出物测定**

浸出物测定指用水或其他适宜的溶剂对药材中可溶性物质进行测定的方法。

**8. 含量测定**

含量测定指用化学、物理或生物的方法，对药材含有的有效成分、指标成分或类别成分进行的测定。

## 三、原植物鉴定

原植物鉴定是应用植物学（或动物学或矿物学）的形态和分类方面的知识对生药的基源进行鉴定，以确定其正确的学名，从而保证生药品种的准确无误。

**1. 产地及生境登记**

了解被鉴定标本的产地及生境，进行详细登记，为品种鉴定提供依据。

**2. 植物形态观察**

待鉴定的标本应完整，包括根、茎、叶、花、果实和种子，观察时应注意标本习性，是否属于木本、草本、灌木等。对根、茎、叶、花、果实和种子，特别是繁殖器官更应仔细观察，对一些鉴定品种特别重要的器官形态，做重点观察。

**3. 文献核对**

根据观察到的形态特征，可以查阅有关的植物分类学方面的文献，加以分析对照。如根据观察到的形态特征，初步能确定其科的可直接查阅该科的分属检索表，如已确定其属的，可直接查阅属的分种检索表，便可确定其品种。各文献对同一种植物的描述可能不完全一致，故应多核对几种文献。

**4. 标本核对**

通过查阅、核对文献后，初步确定了待鉴定标本的学名，然后可到标本室与已定名的该种标本进行核对。如有条件，可与模式标本进行核对。对一些难以定名的标本，可请相关专家或植物分类研究单位协助鉴定。

## 四、生药性状鉴定

生药性状鉴定是指通过用眼看、手摸、鼻嗅和口尝等方式了解药材性状，判断药材品种和质量的鉴定方法。这种鉴定方法更多的是医药工作者长期经验的总结。方法具有简便易行和快速的特点，是常用的生药鉴别方法之一。

**1. 生药性状鉴定的内容**

（1）看形状：每种药材的形状一般比较固定，是鉴别药材真伪的重要依据之一。如根类药材，圆柱形、圆锥形、纺锤形等；皮类药材，卷筒状、板片状等；种子类药材，圆球形、扁圆形等。再如，防风根头部俗称"蚯蚓头"，是指其根头部有明显密集的环纹；野生人参的外形为"芦长碗密枣核艼，紧皮细纹珍珠须"；海马的外形为"马头蛇尾瓦楞身"；味连形如鸡爪，称"鸡爪黄连"等。

（2）量大小：生药的大小指长短、粗细、厚薄。有些很小的种子类生药，如车前子、菟丝子等，应在放大镜下测量。

（3）观颜色：各种生药的颜色是不相同的，而同一生药的色泽变化与生药质量有关。如玄参要黑，丹参要紫，茜草要红，黄连要黄。此外，如加工条件变化、贮藏时间不同或灭菌不当等，会改变生药的固有色泽，甚至引起内在质量的变化。色泽在一定程度上也代表了生药的品质。很多药材的色调不是单一的，而是复合的色调。在描述药材颜色时，则应以后一种色调为主，如黄棕色，即以棕色为主。

（4）查表面：指药材表面光滑或是粗糙，有无皱纹、皮孔、毛茸等。

（5）验质地：指药材的软硬、坚韧、疏松或致密、黏性或粉性等特征。描述药材质地的名词术语很多，常见有：松泡指质轻而松，断面多裂隙，如南沙参；粉性指富含淀粉，折断时有粉尘散落，如山药；油润指质地柔软，含油而润泽，如熟地黄；角质指质地坚硬，断面半透明或有光泽，如郁金；柴性指折断面木质部非常发达，像木材一样；黏性指含黏液质，嚼之粘牙；纤维性指富含纤维，折断时露出很多纤维。药材的质地除与其本身特性有关外，有时与加工方法关系密切。

（6）看断面：指药材折断时的现象，包括易折断或不易折断，有无粉尘散落，断面特征。

注意观察自然断面是否平坦，还是显纤维性、颗粒性、裂片状，有无胶丝，是否层层剥离等。折断面的观察是很重要的。如茅苍术易折断，断面放置"起霜"；白术不易折断，断面放置不"起霜"；甘草折断时有粉尘散落；大黄根茎可见"星点";厚朴折断面可见亮星等。

（7）嗅气尝味：药材独特的气与味，是直接以鼻闻和口尝而鉴别的。有些生药有特殊的香气或臭气，这是由于生药中含有挥发性物质，这也成为鉴别该生药的主要依据之一。山楂味酸，黄连味苦，党参味甜，五味子味辛、苦等。注意剧毒药不宜口尝。

（8）水试、火试：利用某些药材在水中的特殊现象以及火烧时产生的特殊气味、颜色、烟雾、响声等来鉴别药材。如秦皮水浸液具蓝绿色荧光；牛黄的水浸液染指甲而习称为"挂甲"。

麝香少许用火烧时有轻微爆鸣声，起油点如珠，似烧毛发但无臭气，灰为白色；海金沙易点燃而产生爆鸣声及闪光，而松花粉及蒲黄无此现象，可做鉴别。

**2. 不同药用部位的性状鉴别注意点**

（1）根类药材：双子叶植物根类药材一般呈圆柱形或圆锥形，上端常连接短缩的根茎，表面常较粗糙，多数有皮孔及支根痕，横断面呈放射状结构，形成层环大多明显，少数药材有异常构造。单子叶植物根类药材多为须根或膨大成块状根，一般说来表面较光滑，断面不呈放射状。

（2）根茎类药材：蕨类植物根茎的表面常有鳞片或鳞毛，中心为木质部，无髓，有的周围密布整齐的叶柄残基，如绵马贯众。双子叶植物根茎断面呈放射状，中心有明显的髓。单子叶植物的根茎断面不呈放射状，环内外均散有维管束。

（3）茎类药材：草质茎干缩后因维管束或机械组织的存在，常呈纵向隆起的棱线及凹沟。木质茎表面较粗糙，木栓层时有纵横裂纹，皮孔易察见。双子叶植物茎的横断面呈放射状结构，髓部较小，草质茎木质部不发达，髓疏松或成空洞。木质茎木质部发达，皮部薄。单子叶植物茎部不呈放射状结构。

（4）皮类药材：皮类药材由于采收方法不同而呈板片状、卷片状、槽状、筒状或双筒状，近根部处有的呈靴状。折断面有的平坦或呈颗粒状，有的呈纤维状或裂片状，有的显油润，也有的折断时有胶丝状物相连或有粉尘等。

（5）木类药材：主要观察其形状、色泽、表面、质地、气味，以及切面所呈现的年轮、射线等纹理。

（6）叶类药材：观察叶片的形状、大小、色泽、叶端、叶基、叶缘、叶脉上下表面、质地，以及叶柄的有无或长短。

（7）花类药材：观察花的形态、大小，花各部分的形状、色泽、数目、排列、着生方式、有无毛茸以及气味等。

（8）果实类药材：观察果的类型、形状、大小、颜色、顶部、基部、表面和切断面的特征，以及有无残存的萼片、花萼、柱基及果柄。

（9）种子类药材：观察种子的形状、大小、颜色及表面特征。

（10）全草类药材：全草类药材的叶大多干缩或破碎，可湿润后摊平观察。

## 五、生药显微鉴定

显微鉴定是利用显微镜，观察药物内部的组织构造、细胞形态及细胞后含物等特征，是进行生药真实性鉴别的一种方法。显微鉴定是生药鉴定的重要手段之一，常用于鉴定性状不易识别或相似的多来源生药、破碎生药、粉末生药、丸散锭丹等中药成方制剂。

显微鉴定一般分为组织鉴定和粉末鉴定。组织鉴定包括组织制片（横切片、径向纵切片及切向纵切片）、表皮制片（叶类、花类生药）等。显微鉴定要根据观察的对象和目的，制作不同的显微制片，包括粉末制片法、表面制片法、解离组织制片法、徒手切片法等。根据切片的部位不同，又分为横切片、径向纵切片、切向纵切片等。

**1. 细胞壁的检识**

（1）木质化细胞壁：取芹菜叶柄或夹竹桃幼茎做徒手切片置载玻片上，加间苯三酚试液 1～2 滴，酒精灯上稍加热，滴加浓盐酸 1～2 滴，盖上盖玻片镜检，木质化的细胞壁显红色。

（2）角质化细胞壁：取芹菜叶柄或薄荷茎做徒手切片置载玻片上，加苏丹Ⅲ试液，稍加热，盖上盖玻片后镜检，角质化细胞壁显红色。

（3）木栓化细胞壁：取一新鲜根做徒手切片置载玻片上，加苏丹Ⅲ试液，盖上盖玻片后镜检，木栓化细胞壁显橘红色、红色或紫红色。

**2. 细胞内含物的检识**

（1）淀粉粒：取贝母粉末，用碘试液装片，镜检，淀粉粒显蓝色。取糯米粉末，用碘试液装片，镜检，淀粉粒显紫红色。

（2）糊粉粒：取种子胚乳，切成薄片，用碘试液装片，镜检，糊粉粒显黄棕色或棕色。

（3）菊糖：取桔梗根做徒手切片，加 10%α-萘酚的乙醇试液 1 滴、硫酸 1 滴，稍加热，菊糖显紫色并很快溶解。

（4）黏液：取麦冬做徒手切片，以钌红试液装片，镜检，黏液细胞中所含黏液显红色。取麦冬做徒手切片，以 70%墨汁装片，镜检，黏液细胞无色透明。

（5）乳汁管：取桔梗根做切向纵切片，加苏丹Ⅲ试液，在酒精灯上稍加热，加盖玻片，镜检，乳汁管中乳汁染成橘红色。

（6）挥发油：取新鲜生姜做徒手切片，加苏丹Ⅲ试液，稍加热，加盖玻片，镜检，可见挥发油滴染成红色。用95%乙醇装片，镜检，挥发油溶解。

（7）脂肪油：取一种子子叶做徒手切片，加苏丹Ⅲ试液，稍加热，加盖玻片，镜检，脂肪油滴染成红色。用95%乙醇装片，镜检，脂肪油滴不溶解。

（8）草酸钙簇晶：取大黄粉末，用稀醋酸装片，镜检，可见草酸钙簇晶不溶解。用稀盐酸装片，镜检，草酸钙簇晶溶解，不产生气泡。取大黄粉末，用30%硫酸液装片，镜检，可见草酸钙簇晶逐渐溶解，片刻后析出硫酸钙针晶。

（9）碳酸钙结晶（钟乳体）：取穿心莲做表面制片，用稀醋酸试液装片，镜检，可见钟乳体逐渐溶解，同时产生大量气泡并溢出。用硫酸液装片，镜检，可见钟乳体亦溶解，产生大量气泡，并析出硫酸钙针晶。

## 六、理化鉴定

理化鉴定是利用某些物理、化学或仪器分析方法，分析药材中所含的有效成分或主要化学成分的有无和含量的多少，鉴定药材的真实性、纯度和品质优劣程度。

### 1. 显微化学法

生药中的化学成分能与某些试剂产生不同颜色与沉淀或产生不同形状的结晶，可在显微镜下观察反应结果。将药材的粉末、切片或浸出液少量置于载玻片上，滴加某些化学试剂使其产生不同颜色、沉淀或结晶，然后在显微镜下观察相应的现象。

### 2. 微量升华法

微量升华法是利用生药中所含的某些化学成分在一定温度下能升华的性质获得升华物，在显微镜下观察其形状、颜色以及化学反应的一种方法。例如，大黄粉末的升华物在低温时为黄色针状结晶，在高温时呈树枝状或羽状结晶，加碱液后结晶溶解变为红色，确证为蒽醌类成分。薄荷的升华物为无色针簇状结晶（薄荷脑），加浓硫酸和香草醛结晶后显黄色至橙黄色，再加蒸馏水变为紫红色。牡丹皮和徐长卿根的升华物为长柱状或针状、羽状结晶（牡丹酚）。斑蝥的升华物（30～140℃）为白色柱状或小片状结晶（斑蝥素），加碱液溶解后再加酸液会重新析出结晶。

### 3. 荧光分析

取药材饮片和粉末或药材的浸出液，加酸、碱液处理后，在紫外光灯（365nm）及自然光下产生颜色的性质。例如，黄连饮片的木质部在紫外光灯下显金黄色荧光。秦皮的水浸液显天蓝色荧光（自然光下也可见）。一些生药本身不产生荧光，但经过酸、碱或其他化学处理后，可在紫外光灯下产生荧光。例如，芦荟的水溶液与硼砂共热后显现黄绿色荧光。有些生药表面的地衣或真菌也可能表现出荧光。利用荧光显微镜还可观察生药中的荧光及其化学成分的分布位置。

**4. 显色反应**

利用中药中的化学成分能与某些试剂产生特殊的颜色反应来鉴别中药的真伪。如苏木水浸液呈红色，加酸变成黄色，再加碱液变成红色；甘草粉末置白瓷板上，加80％硫酸1～2滴，显橙黄色；槐米水提液加盐酸镁粉产生红色。

**5. 沉淀反应**

利用中药中的化学成分能与某些试剂产生特殊的沉淀反应来鉴别中药的真伪。如芦荟水提取液与饱和溴水产生黄色沉淀。

**6. 分光光度法**

通过测定被测物质在特定波长处或一定波长范围内的吸光度，对该物质进行定性和定量分析的方法。常用测定仪器为紫外-可见分光光度计、红外分光光度计或原子吸收分光光度计。

**7. 色谱法**

色谱法根据分离原理分为吸附色谱法、分配色谱法、离子交换色谱法与排阻色谱法等；根据分离方法又分为纸色谱法、柱色谱法、薄层色谱法、气相色谱法、高效液相色谱法等。薄层色谱法是生药理化鉴定中最为重要的定性鉴定方法，气相色谱法和高效液相色谱法则是最为常用的定量分析方法。

## 七、分子鉴定

生药的分子鉴定是利用DNA分子标记对生药进行品种鉴定，是生药学与分子生物学相结合形成的新技术。DNA分子标记是以DNA多态性（即生物个体或种群间的核苷酸序列差异）为基础的遗传标记。通过分析不同物种之间具有遗传信息差异的DNA片段，实现生药基源植物（动物、微生物）的鉴定。分子鉴定操作简便，结果客观、准确，应用越来越广泛，尤其是对于传统方法鉴定困难的品种。

DNA分子标记技术可分为以Southern杂交为基础、以聚合酶链反应（PCR）为基础、以DNA测序为基础等类型，应用比较广泛的是采用特定引物、直接检测产物的PCR技术。利用某物种已知片段设计特异性引物，在样品中扩增该片段，并通过凝胶电泳检测扩增片段的长度是否与已知片段相符，从而鉴定物种。如蕲蛇、乌梢蛇、金钱白花蛇均采用此类 PCR 技术鉴定。另一种常用技术为限制性酶切片段长度多态性 PCR（PCR-RFLP），同样通过 PCR 技术扩增基因组 DNA 的特定片段，再与 RFLP 技术相结合，采用限制性内切酶切割后，检测被切割片段的长度，如川贝母、霍山石斛采用 PCR-RFLP 法鉴定。

# 八、指纹图谱

指纹图谱是近年来发展起来的生药鉴定新技术，是控制生药及其制品质量的有效手段，主要包括化学指纹图谱（如色谱指纹图谱）和生物指纹图谱（如 DNA 指纹图谱）。指纹图谱能够全面反映生药所含内在化学成分的种类和数量，更加有效地体现了生药成分的复杂性，从而能更好地评价生药的内在质量。通常的化学指纹图谱是指采用光谱、色谱或其他分析方法建立的用于表征生药化学成分特征的图谱，最常采用的色谱方法是高效液相色谱法、薄层色谱法和气相色谱法。

生药指纹图谱须具备系统性、特征性、重现性三个基本原则。系统性要求指纹图谱反映的化学成分应包括有效组分群中的主要成分，或指标成分的全部；特征性要求指纹图谱中反映的化学成分信息（具体表现为保留时间或位移值）是具有高度选择性的，这些信息的综合结果将能特征地区分中药的真伪与优劣；重现性要求指纹图谱的使用具有通用性和实用性，同一种品种在规定的方法和条件下，不同的操作者和不同的实验室应能做出相同的指纹图谱，其误差应在允许的范围之内。

指纹图谱标准包括生药的名称、汉语拼音、拉丁学名、来源、供试品和参照物的制备、检测方法、指纹图谱及技术参数。

（1）名称、汉语拼音：按中药命名原则制定。

（2）来源及药用部位：包括原植物或动物的科名、中文名、拉丁学名、药用部位、产地、采收季节、产地加工、炮制方法等，矿物药包括矿物的类、族、矿石名或者岩石名、主要成分、产地、产地加工等。

（3）供试品的制备：应根据生药中所含化学成分的理化性质和检测方法的需要，选择适宜的方法进行制备。

（4）参照物的制备：应说明参照物的选择和试验样品制备的依据。

（5）检测方法：根据供试品的特点和所含化学成分的理化性质选择相应的检测方法。应说明选择检测方法的依据和该检测方法的原理，确定该检测方法的方法学考察资料和相关图片，包括稳定性、精密度和重现性。

（6）指纹图谱及技术参数

① 指纹图谱：根据 10 批次以上供试品的检测结果所给出的相关参数建立指纹图谱。采用高效液相色谱法和气相色谱法制订指纹图谱，其指纹图谱的记录时间一般为 1 小时；采用薄层色谱法制订指纹图谱，必须提供从原点至溶剂前沿的图谱；采用光谱方法制订指纹图谱，必须按各种光谱的相应规定提供全谱。对于化学成分类型复杂的品种，必要时可建立多张指纹图谱。

② 共有指纹图谱的标定：采用色谱方法制订指纹图谱，必须根据参照物的保留时间计算指纹峰的相对保留时间。根据 10 批次以上供试品的检测结果，标定生药的共有指纹峰。色谱法采用相对保留时间标定指纹峰，光谱法采用波长或波数标定指纹峰。

③ 共有指纹峰面积的比值：以对照品作为参照物的指纹图谱，以参照物的峰面积作 1，计算各共有指纹峰面积与参照物峰面积的比值；以内标物作为参照物的指纹图谱，则以共有指纹峰中其中一个峰（要求峰面积相对较大、较稳定的共有峰）的峰面积作为 1，计算其他各共有指纹峰面积的比值。各共有指纹峰的面积比值必须相对固定。

④ 非共有峰面积：计算 10 批次以上供试品图谱中非共有峰总面积及占总峰面积的百分比，列出各批供试品的检测数据。

## 九、生药质量标准的制定

生药质量标准由质量标准草案及起草说明组成，质量标准草案包括名称、汉语拼音、药材拉丁学名、基源（来源）、性状、鉴别、检查、浸出物、含量测定、炮制、性味与归经、功能与主治、用法与用量、注意、贮藏等项。

生药质量标准主要包括以下内容。

（1）名称：包括药材的中文名称及其汉语拼音。

（2）拉丁学名：药材的拉丁学名，便于国际交流和标准化。

（3）来源：包括药材的基源（植物、动物或矿物来源）、药用部位、采收时间及加工方法。

（4）性状：描述药材的外观、气、味、颜色、形态等特征，便于鉴别。

（5）鉴别：通过物理、化学或生物学方法确认药材的真伪，确保其来源和质量。

（6）检查：对药材中的杂质、污染物等进行检测，以确保药材的纯度。

（7）浸出物测定：测定药材中可溶性成分的含量，用于评估药材的有效成分。

（8）含量测定：对药材中主要成分或有效成分的含量进行测定，保证药效的可靠性。

（9）炮制：药材的加工处理方法，旨在提高药材的疗效或减轻毒性。

（10）功能与主治：药材的主要功效及适应证。

（11）用法与用量：推荐的服用方式和剂量。

（12）注意：使用药材时的注意事项，避免不良反应。

（13）贮藏：药材的保存条件，以维持其质量和有效性。

生药质量标准起草说明，即说明制定质量标准中各个项目的制定理由，以及规定各项目指标的依据、技术条件和注意事项等。既要有理论解释，又要有实践工作的总结及实验数据。主要包括：①制定理由，用于说明各项目设立的原因，以及为什么选择特定的标准。②技术依据，列出质量标准的技术基础，结合文献资料、试验数据和实际操作经验。③试验数据，包括药材的成分分析、效用研究和检测结果，确保标准的科学性和实用性等。

# 生药显微鉴定技术

生药显微鉴定是利用显微镜观察生药的组织构造、细胞形状及其内含物或其他特征，鉴别药材的真伪和纯度的一种方法。常用于单凭性状不易识别的生药、性状相似不易区别的多来源生药和粉末生药。根据观察对象、目的、要求的不同，制作合适的标本片进行观察，一般可分为粉末制片、徒手切片、表面装片、组织解离片、滑走切片、石蜡切片等。

## 一、粉末制片法

粉末制片多用于观察组织碎片、细胞及后含物或某些中药颗粒的特征。此法是鉴别生药最常用的方法，简便快速，一般做临时观察用。

### 1. 粉末的制备

选取鉴定准确、具有代表性的药材，用小木锉锉下少许粉末或经粉碎过50~80目筛。

### 2. 粉末临时制片法

粉末的临时制片一般应用时做三种不同的装片，即水装片、稀甘油或甘油醋酸（斯氏液）装片、水合氯醛试液装片（有时还需水合氯醛冷装片）。用牙签或解剖针挑取少许药材粉末，放置载玻片中央稍偏一侧的位置，根据需要加适当试剂1~2滴，用解剖针轻轻搅匀，小心加盖玻片即可。

水合氯醛法（粉末透化法）：挑取适量粉末置载玻片上，滴加水合氯醛1~2滴，置酒精灯上加热，待液体渗入粉末内部，渐成透明状（透化），试液因加热而渐渐挥干，再滴加水合氯醛1~2滴，加热，透化，防止沸腾。然后滴加稀甘油1~2滴，用解剖针将粉末混匀，取干净盖玻片沿液面从左至右轻轻放下。多余的试液用滤纸条吸去，保持装片洁净，即得。在制片过程中，应注意粉末和试剂用量要适宜，还要注意防止产生气泡。

## 二、徒手切片法

### 1. 材料的预处理

小心洗去材料上的泥土或固定液（固定保存的材料），选择适当部位，切成长约 2cm 的小段，削平整切面。

### 2. 切片

（1）以左手的拇指及食指、中指夹住材料，右手持刀，刀口向内，自左前向右后水平切割。过于柔软的材料，难以直接拿住做切片，可以夹入坚固而易切的夹持物中，以便于执握操作，夹持物常用的有胡萝卜、马铃薯、夹竹桃茎、接骨木髓等。亦可将材料置载玻片上，以左手拇食二指轻轻按住，右手持刀片自上而下切削，此法尤适用于较小的种子、果实类的切片。

（2）如用徒手切片器，则可将适宜长短的材料夹入上口，旋紧螺钉以固定材料，材料上端略高出圆盘平面，然后持剃刀平放在圆盘上，自左向右平拉切片，转动切片器下端升降调节，使材料上升，切片。

（3）用毛笔轻轻将刀片上的切片移入盛有水的培养皿中，选取较薄的（待浮在水面上）置载玻片上，制成临时装片观察。如标本有保留价值，则可再进行以下处理，制成永久标本。

① 将切片移入小烧杯中，在 50％、60％、70％各级乙醇中进行脱水及固定，每级 5 分钟，然后移入 1％番红染液（用 70％乙醇溶液配制）中 30 分钟。

② 继续移入 80％、90％、95％各级乙醇中脱水，每级 5 分钟。再移入 1％固绿染液（用 95％乙醇配制）中染色 30 分钟，再移入 95％乙醇中洗去浮色，最后进入无水乙醇中脱水 5 分钟。

③ 切片置于无水乙醇/二甲苯（体积比 1∶1）的溶液中 5 分钟，再移入纯二甲苯中 5 分钟，此时组织切片呈透明状态。

④ 将切片置于载玻片中央，加一滴树胶，盖上盖玻片封片，待干燥后贴上标签即可使用。

## 三、表面制片法

本法适用于叶片、萼片、花瓣、雄蕊和雌蕊等。另外，浆果、草质茎和某些地下茎的表皮也可制成表面装片。

### 1. 整体封藏法

适用于很薄的叶片、萼片和花瓣等样品，可剪取所需部位 2 小片，约

$4mm^2$，一反一正放在载玻片上。加水合氯醛试液加热透化完全，盖上盖玻片即可。也可放试管中加水合氯醛试液，加热至样品透明，再取样装片。孢子、花粉粒、雄蕊或雌蕊等，可直接装片。

### 2. 表面撕离法

较厚的叶片、萼片、花瓣及浆果、茎等，可用镊子将软化好材料的表皮轻轻撕下，将面朝上，放在载玻片上，加水合氯醛试液透化至透明，盖上盖玻片即可。

## 四、组织解离制片法

利用化学物质将植物细胞与细胞之间的中间层物质溶解，使细胞相互分离的方法，称为组织解离。解离前，将样品切成长 5mm、直径 2mm 的段或厚约 1mm 的片。常用的组织解离法有以下几种。

（1）氢氧化钾（钠）法：适用于薄壁组织发达、木化组织少或散在的样品。置样品于试管或小烧杯中，加 5% 氢氧化钾溶液适量，加热至用玻璃棒轻压能离散为止。倾去碱液，加水洗至中性。取所需部位，置载玻片上，用解剖针撕开，稀甘油装片镜检。

（2）硝铬酸法：适用于坚硬、木化组织发达或集成较大群束的样品。置样品于试管或小烧杯中，加硝铬酸试液适量，放置，至用玻璃棒轻压能离散为止。也可稍加热，缩短解离时间。倾去酸液，加水洗至中性，照氢氧化钾（钠）法装片。

用硝铬酸法解离也可在载玻片上进行。即取一块厚度适当的切片，置载玻片上，滴加硝铬酸试液使之浸没，放置约 20 分钟后，轻轻压下或移动盖玻片使之分离，其余操作同前，此法解离的细胞可以看清其分离的组织部位。

（3）氯酸钾法：适用范围同硝铬酸法。置样品于试管中，加硝酸溶液（1:2）及氯酸钾少量，缓缓加热，待产生的气泡渐少时，再及时加入氯酸钾少量，以维持气泡稳定产生，至用玻璃棒轻压及离散为止，倾去酸液，加水洗至中性，装片。

用氯酸钾法制片时，每次加入的氯酸钾不可过多，加热温度不宜过高，否则突沸容易使液体逸出管外。加热时间长短因样品的硬度和木化程度而异，通常需 5~15 分钟。操作过程中产生的氯气有毒，应注意通风。

## 五、机器切片法

### (一) 滑走切片法

此法不需要较高的技巧，只要了解、掌握操作方法，短时间内即可学会并切出较薄的切片，适用于切质地坚实、形状较大的饮片，柔软的材料经冷冻处理亦可切得较薄的切片。

### 1. 材料制备

经软化处理（60℃以下水浸泡1～2日，或用温水浸泡1～2小时）的材料，检查软化是否合适，可用刀片切割材料，若较容易切下薄片，则表示软化适宜。柔软的材料可直接用胡萝卜或马铃薯、软木作夹持物。新鲜材料则不用软化，然后将材料切成2～3cm，两端务必切平。

### 2. 切片机调试及材料安装

（1）切片前，先安置好切片机使其稳固，进行调试检查。

（2）将切片刀夹持在夹刀器上夹紧，调整刀的角度（0°～15°）。

（3）把制备好的材料用两块软木夹住或直接放在切片机的材料固定器上夹紧夹正，使材料露出软木块或固定器上端约0.5cm，调整好材料高度，使刀刃靠近材料的切面，使材料切面与刀刃平行并略高于刀刃0.5～1mm。

（4）调整切片厚度调节器到所需厚度（一般10～15μm）。

（5）用右手握夹刀器柄，往操作者方向迅速拉动，便可切下切片，且附着于刀的表面上。（注意勿过分用力）

（6）用毛笔蘸水把切片取下放于盛水的培养皿中。将刀推回原处，转动厚度推进器，用毛笔蘸水润湿材料切面及刀刃，再拉切片刀，往返推拉，可得到许多厚度均匀完整的切片。

（7）若切片不成功，应检查切片刀是否太钝，若太钝则应磨刀或换锋利的切片刀；若切得太薄而破碎，则逐渐增加厚度至能切得完整的薄片为度。注意：夹持在材料固定器上的材料切面接近于固定器上端时，必须注意防止切片刀刃碰撞固定器而损毁切片刀。

（8）装片。为防止切片弯卷，可选取理想的切片，用两张载玻片夹住，浸于水中放置4小时使材料压平，放入95％乙醇中固定，甘油装片观察。

（9）将切片进行挑选、染色、封藏等操作，方法同徒手切片法。但封藏前必须镜检染色深浅，分色清晰与否。

（10）在载玻片左方贴上标签，写明切片名称、切面、日期等。

## （二）石蜡切片法

石蜡切片法是利用石蜡渗透到材料内部，制成蜡块后再进行切片和染色的方法。一般均制成永久制片。许多材料如根茎、根、皮以及叶、花、果实、种子等均可做石蜡切片。其特点是操作容易，切成的片子薄（2～10μm），能切成蜡带，有利于制作连续切片等，但步骤较多，周期较长。主要用具有切片机、烘箱、铜模、染色缸、指管、蜡杯、镊子、单面刀片、酒精灯、载玻片、盖玻片、切片盒、显微镜等。试剂有各级浓度的乙醇、二甲苯、石蜡、番红、固绿、粘贴剂、加拿大树胶等。

### 1. 取材

石蜡切片法的取材同徒手切片法。一般可切成3～5mm左右的短段，如果直径过大，可切成一半或1/4，包括中央部位。在切材料时必须注意与中轴成直角，两切面平行，否则制成的切片细胞是斜的，所用的刀片要锋利，快速将材料切开，以免挤压，损坏组织。对于新鲜材料，采集时要注意标本尽可能不受损伤，切成小段并立即杀生固定，如不能立即固定，应用湿纸把标本暂时包裹起来。

### 2. 固定

取新鲜的药材制作石蜡切片，必须用固定液杀生固定，使其细胞形态结构及其内含物和生活时相似，且不发生收缩或伸长，并达到使组织变硬，便于切片，增强内含物的折射率，细胞易于着色，有防腐作用的目的。对于干的药材，可先行放入水中软化。石蜡切片最常用的固定液是福尔马林-醋酸-乙醇混合液，俗称FAA固定液。

### 3. 冲洗

冲洗的目的是除去固定液，避免影响染色。一般固定液经流水冲洗一定时间即可除去，FAA固定液除用流水冲洗外，亦可直接在50％或70％乙醇中洗涤。

（1）流水冲洗：将材料自固定液中取出，移入广口瓶中，瓶口用纱布扎住，留一小孔，塞入橡胶管至底部，橡胶管另一端接自来水，流水冲洗12小时后即可。

（2）乙醇洗涤：将材料自固定液中取出，移入具有相应浓度的乙醇小瓶中，洗涤时间根据材料大小、软硬而定，其中更换乙醇数次。

### 4. 脱水

材料洗涤后需要脱水，脱水的目的是使组织中的水分完全除去，并使组织变硬，有利于其他药剂进入材料内，常用的脱水剂是不同浓度的乙醇。脱水是逐渐进行的，不可太快，也不要太缓，防止材料收缩以及周期太长。脱水要彻底，否则以后的二甲苯不能进入，因而石蜡也不能浸入，影响切片。

脱水时间按乙醇浓度而异，在低浓度乙醇和高浓度乙醇中，每级停留的时间不宜太长，一般为2～4小时，否则易使组织变软和收缩变脆，影响切片，如需过夜，应停留在70％乙醇中。

脱水步骤：将材料移至带塞的指管中，用水冲洗的材料，从35％乙醇开始，经过 45%、60%、70%、85%、95% 不同浓度乙醇，最后到无水乙醇。用 50% 乙醇洗涤的材料，从 50% 乙醇开始，经过 60%、70%、85%、95% 不同浓度乙醇，最后到无水乙醇。脱水到无水乙醇时，需要换两次，每次 1～2 小时，保证水分被充分除尽。

除乙醇外，脱水剂尚有丙酮、甘油、二氧六环、正丁醇、叔丁醇等。后三者为石蜡溶剂，脱水后无须经过透明步骤，直接透蜡。

### 5. 透明

脱水完成后，要将材料中的乙醇用透明剂去除，其目的是使石蜡能很顺利地进入材料组织中，增强组织的折射率，并能和封藏剂混合进行封藏。最常用的透明剂为二甲苯。二甲苯能溶于乙醇，也能溶解石蜡，透明力强，但时间过长时，容易使材料收缩、变脆变硬。

与脱水过程相同，逐渐用二甲苯代替乙醇，步骤如下：

无水乙醇→二甲苯（1∶3）→无水乙醇→二甲苯（2∶2）→无水乙醇→二甲苯（3∶1）→纯二甲苯

在每个级度中停留的时间，一般在 1～2 小时，在纯二甲苯中应更换 2 次，至半透明即可。

### 6. 浸蜡

浸蜡即将包埋剂石蜡透入组织的过程。

市售生物切片的石蜡有 52～54℃ 和 58～60℃ 两种熔点。可根据当时气温而选用，气温高的宜选用 58～60℃ 的石蜡，气温低的宜选用 52～54℃ 的石蜡。

材料透明后，留有刚好盖没材料的二甲苯，加入石蜡小片，35℃ 左右保温，石蜡小片溶解后，继续加入，直到不再溶解并成为固体为止。这一过程大约需 12 小时。打开指管木塞，放入烘箱内，箱温略高于熔点，待石蜡熔化后，将材料移入纯蜡杯中，约经 12 小时，其中换纯蜡 3 次，使石蜡渐渐代替了二甲苯，而材料中充满了石蜡。

### 7. 包埋

包埋是将被石蜡所浸透的材料连同熔化的石蜡一起倒入一定形状的纸盒内，并立即投入冷水中，使它立即凝固成蜡块的过程。包埋前，准备好纸盒（涂上液体石蜡）、镊子、酒精灯，从烘箱中取出蜡杯，连同材料一起倒入纸盒内，迅速将镊子在酒精灯上加热，拨正材料，加上标签纸。待到石蜡表面凝固，即可将纸盒向一侧倾斜，使冷水从一边浸入纸盒，并立即使它沉入水中，30 分钟后，取纸盒拿出蜡块，即可贮藏备用。如用铜模包埋，下面应垫玻璃板，包埋后无须将蜡块浸入水中，待冷却后扳开即可。

### 8. 切片

切片是将已包埋好的蜡块置于切片机上，切出薄片的过程。

（1）切片机：用于各种组织切片的一种精密机械，由基座、旋转轮、厚度调节钮、刀夹、物夹等组成。

刀夹在切片机的前面，刀口向上固定不动，角度可自由调节。物夹可上下移动向前推进，其后面连接着控制切片厚度的微动装置，当旋转轮用手转动一次，物夹则上下来回移动一次，并按调节好的厚度向前移动一格，向下移动经过刀口，即切下一组织薄片，如此旋转轮不断转动，就能不断地切下切片，并在刀刃处连接成连续的蜡带。

（2）切片刀：石蜡切片用刀为刀刃两面平直的刀，适用于滑走切片机和旋转切片机，使用前一般需磨刀。有公司生产的切片机附有一次性使用的切片刀，无须磨刀。

（3）磨刀方法：先准备好磨刀石和润滑剂。磨刀石有粗细之分，种类有黄石、青石以及现在生产的各种带金刚石粉的磨刀石，要求平滑无疵。润滑剂一般用水，最好用石蜡油。磨前先在磨刀石上涂上滑润剂，切片刀上装上刀背和刀柄，磨时刀口向前，由右下方向左前方推动，到左前方后，将刀平移到右前方，同时刀口向上翻过来，再从右前方向左下方推动，再将刀平移到右下方，同时刀口向上翻过来，如此重复。磨好后在荡刀皮上荡刀几次，使刀刃更锋利，注意荡刀时刀口向后，否则会将荡刀皮割破。最后进行检验，在低倍显微镜下，刀刃应呈现一条白色光带，或用头发放在刀刃上拉过，锋利的刀刃应能拉住头发不滑动。现在有自动磨刀机生产，磨刀比较省力。

（4）蜡块处理：将石蜡块切成小方块，固着在台木［约（$2 \times 1.5 \times 2$）cm$^3$］的一端。具体方法是先把浸过蜡的台木的一头和有材料的石蜡的一头都在酒精灯上烤熔，把熔化的两头粘在一起，然后放在凉水中冷却即可。材料注意必须修得平整，特别是蜡块的上下面必须平行，否则蜡带弯曲影响切片。用铜模包埋的蜡块无须处理可直接装机切片。

（5）切片操作：将蜡块置于切片机物台上，安装好刀片，调整刀口角度，检查材料的位置是否与刀口垂直，调节切片厚度为 $8 \sim 12 \mu m$，然后摇动切片机，便切出了一条蜡带，然后用毛笔把蜡带挑下，移到黑纸上。蜡片不能用手去拿，因手有热度，薄片会熔化粘在手上。

9. 贴片

贴片是把切片机切下的蜡带，按盖玻片的大小，分割成小段，粘贴于载玻片上的一个步骤。

取干净载玻片，涂上 1 小滴粘贴剂（1%甘油明胶溶液），抹匀，加蒸馏水 1 滴，把黑纸上的蜡片用刀片割断，镊取一片蜡片轻放在载玻片的蒸馏水上（光面向下），材料放的位置稍偏右边以空出左边贴标签，将载玻片移至烘片台上（50℃），使蜡片平展，然后略倾斜载玻片使多余的水分流出，待其干燥后放于30℃烘箱中1天。切片一般竖放，放于切片篮中，烘片。

### 10. 脱蜡

将粘有蜡片的载玻片浸于纯二甲苯中，10～15分钟，使材料组织中浸入的石蜡全部溶去，以便染色。

### 11. 染色

染色是根据植物细胞中不同的化学性质用染料分别进行染色，便于观察细胞的形态、构造、内含物等。常用番红和固绿二重染色法。染色结果是木质化细胞壁染成红色，纤维素细胞壁染成绿色。在制片过程中如需要也可以不进行染色，以便观察细胞的自然色彩。

其染色步骤如下：

二甲苯：无水乙醇（1∶1）→无水乙醇→95％乙醇→85％乙醇→70％乙醇→50％乙醇（每级1～2分钟）→番红溶液（2～24小时）→50％乙醇→70％乙醇→85％乙醇→95％乙醇（每级2分钟）→固绿溶液（1分钟）→95％乙醇→无水乙醇（30秒）→无水乙醇（1～2分钟）→无水乙醇：二甲苯（1∶1）→二甲苯（3分钟）→二甲苯（5～30分钟）→封藏。如发现溶液或切片出现乳浊现象，说明脱水不完全，应重新脱水。

### 12. 封藏

封藏为制片最后一步步骤，其目的是使已染色的材料保存在适当的封藏剂中，并使其能在显微镜下很清晰地显示出来，最常用的封藏剂是加拿大树胶。

操作方法是：在桌上放一张洁净的滤纸，将已染好色的切片从二甲苯中取出，放于纸上，擦干周围的二甲苯，在切片的中央滴上1滴树胶，然后用镊子夹住盖玻片，先一边与树胶接触，然后慢慢放下，注意不形成气泡，待完全干燥后，在载玻片的左边贴上标签，注明材料名称、制片日期等内容。至此整个石蜡制片全部完成。

## 六、磨片法

凡需观察断面，以一般切片法无法制作的标本，如坚硬的动物类药材珍珠、石决明、动物骨骼、矿物药等，可采用磨片法制片。片的厚度一般为 $20～50\mu m$。磨片方法有手工磨制与机器磨制。

### 1. 手工磨制

选取合适的材料，一般以1～2mm为度，先置粗磨石（或磨砂玻璃板）

上，加适量水，用食指、中指夹住材料，在磨石上往返研磨，待两面磨均匀，厚度约数百微米后，改用软木塞压在上面，再在细磨石上加水磨，磨至透明时（20～50μm），用水冲洗，再用95％乙醇处理，封藏。

**2. 机器磨制**

需专门设备制作。

# 第三节

# 生药鉴定要点

## 一、藻、菌类生药鉴别要点

藻类生药为以叶状体或整个植物体入药的生药。菌类生药多为菌丝较发达的高等真菌的子实体或菌核。

### （一）性状鉴定

首先确定其药用部分，然后注意观察形状（有些子实体要注意其菌柄和菌盖的着生位置）、大小、色泽、表面特征、质地等。

### （二）显微鉴定

要注意菌丝体的种类、形状、色泽、长度、直径等，子囊菌类还要注意子囊壳、子囊、子囊孢子的形状、大小、表面特征等，担子菌类要注意担孢子的形状、大小、表面特征等。还要注意有无结晶、多糖等无定形团块。

## 二、根类生药鉴别要点

### （一）性状鉴定

植物的根无节、节间和芽，少数有不定芽。根据根系、表面及断面特征判定其来源于双子叶植物还是单子叶植物，见表 1-1。注意观察形状、大小、表面和断面的颜色等其他特征及气、味等。

表 1-1　双子叶植物和单子叶植物根类生药性状特征比较表

| 双子叶植物根类生药 | 单子叶植物根类生药 |
| --- | --- |
| 多为直根，圆柱形或圆锥形，有的分枝，上端多有缩短的根茎（芦头） | 多为须根或须根膨大的块根簇生于根茎上 |
| 多表面粗糙，多有木栓、皮孔、支根痕 | 表面较光滑，无木栓、皮孔 |

| 双子叶植物根类生药 | 单子叶植物根类生药 |
|---|---|
| 断面具放射状纹理,形成层环多明显,中心多无髓 | 断面无放射状纹理,内皮层环较明显,中心有髓 |
| 少数有异常构造(三生构造) | 无异常构造 |

### (二) 显微鉴定

#### 1. 组织构造

先根据维管组织类型确定其为何类植物、何种构造的根。多数双子叶植物根类生药为次生构造,外侧为木栓组织,因此一般无皮层;有些根的栓内层发达,称次生皮层;韧皮部较发达;形成层环多明显;木质部由导管、管胞、木纤维、木薄壁细胞及木射线组成;中央大多无髓。少数双子叶植物根类生药为初生构造,皮层宽,中柱小,韧皮部束及木质部束数目少,相间排列,初生木质部呈星芒状,一般无髓。有些双子叶植物根有异常构造(三生构造),如何首乌、牛膝、商陆、华山参、狼毒等。

单子叶植物根类生药一般无次生构造,有的表皮细胞外壁增厚,有的表皮发育成数列根被细胞,壁木栓化或木化;皮层宽广,占根的大部分,内皮层凯氏点通常明显;中柱小,木质部束及韧皮部束数目多,相间排列成环;中央有髓。

根类生药常有分泌组织,大多分布于韧皮部,如乳管、树脂道、油室、油管、油细胞等;各种草酸钙结晶多见,如簇晶、方晶、砂晶或针晶等。

#### 2. 粉末特征

木栓组织多见,应注意木栓细胞表面观的形状、颜色、壁的厚度,有的可见木栓石细胞(如党参)。导管一般较大,注意其类型、直径、导管分子的长度及末端壁的穿孔、纹孔的形状及排列等。石细胞应注意形状、大小、细胞壁增厚的形态和程度、纹孔的形状及大小、孔沟密度等特征。观察纤维时要注意其类型、形状、长短、大小、端壁有无分叉、胞壁增厚的程度及性质、纹孔类型、孔沟形态、有无横隔、排列等特征;同时还要注意纤维束旁的细胞是否含有结晶而形成晶鞘纤维。分泌组织应注意分泌细胞、分泌腔(室)、分泌管(道)及乳汁管等类型,分泌组织的形状、分泌物的颜色、周围细胞的排列及形态等特征。结晶大多为草酸钙结晶,偶有碳酸钙结晶、硅质块、菊糖,应注意结晶的类型、大小、排列及含晶细胞的形态等。淀粉粒一般较小,应注意淀粉粒的多少、形状、类型、大小、脐点的形状及位置、层纹等特征。

## 三、根茎类生药鉴别要点

### (一) 性状鉴定

根茎类生药是指以植物的地下茎入药的一类生药，包括根状茎（如狗脊、苍术、玉竹）、块茎（如半夏）、球茎（如荸荠）、鳞茎（如百合、贝母）。根茎类生药表面具节、节间、芽或芽痕，侧面或下部有不定根或根痕。首先要根据节和节间是否明显，鳞叶、叶柄基部的有无，横断面纹理，确定样品属于哪一类来源的根茎类生药。尚应注意观察生药的形状、大小、表面和断面的其他特征及气、味等。

表 1-2 为根茎类生药的性状特征比较表。

**表 1-2　根茎类生药的性状特征比较表**

| 特征 | 双子叶植物根茎类生药 | 单子叶植物根茎类生药 | 蕨类植物根茎类生药 |
|---|---|---|---|
| 节和节间 | 不明显 | 明显 | 多不明显 |
| 鳞叶 | 无 | 多数有 | 有鳞片和鳞毛 |
| 叶柄残基 | 无 | 无 | 有 |
| 横断面纹理 | 放射状 | 维管束小,不呈放射状排列 | 断续环状 |
| 内皮层环 | 无 | 有,多明显 | 有,多不甚明显 |
| 髓部 | 有 | 无 | 有或无 |

### (二) 显微鉴定

#### 1. 组织构造

可根据横切面中中柱或维管束的类型及排列形式，确定其是蕨类植物根茎还是双子叶植物根茎或单子叶植物根茎。

蕨类植物根茎的最外层多为厚壁性的表皮及下皮细胞，基本组织较发达。中柱的类型有原生中柱、双韧管状中柱、网状中柱等。

双子叶植物根茎大多有木栓组织，皮层中有时可见根迹维管束，中柱维管束为无限外韧型，中心有髓。少数种类有三生构造，如大黄的髓部有复合维管束。

单子叶植物根茎的最外层多为表皮，皮层中有叶迹维管束，内皮层大多明显，中柱中散有多数有限外韧维管束，也有周木维管束（如菖蒲）。

根茎类生药的内含物以淀粉粒及草酸钙结晶多见，针晶束大多存在于黏液细胞中。

#### 2. 粉末特征

与根类相似。鳞茎、块茎、球茎常含较多大型的淀粉粒，鳞茎的鳞叶表皮常可见气孔，单子叶植物根茎较易见到环纹导管，蕨类植物根茎一般只有管胞，无导管。

## 四、茎类生药鉴别要点

### （一）性状鉴定

以植物茎入药的一类生药，包括木本植物的茎枝（如桑枝、桂枝、木通等）、带叶的茎枝（如忍冬藤、石南藤、桑寄生）、带钩的茎刺（如钩藤）、茎生棘刺（如皂角刺）、茎的翅状附属物（如鬼箭羽）、茎的髓部（如通草）、茎内皮（如竹茹）；草本植物的茎（如首乌藤、天仙藤）；木质藤本茎（如金银藤、络石藤）等。茎类生药多为圆柱形，有的为扁圆柱形或方柱形，具节、节间、枝痕、叶痕、芽痕等植物茎的共同特征。此外，还应注意颜色、大小、气、味等。

### （二）显微鉴定

#### 1. 组织构造

首先根据维管束的类型及排列，区别其为双子叶植物或单子叶植物的茎。茎类生药以双子叶植物茎居多。木质茎最外层为木栓组织；皮层多为次生皮层；中柱鞘厚壁组织多连续成环或断续成环；形成层环明显；次生韧皮部及次生木质部环列；射线较窄，细胞壁常木化；髓较小。草质茎大多有表皮；皮层为初生皮层，其外侧常分化为厚角组织，有的可见内皮层；中柱鞘常分化为纤维或有少量石细胞；束中形成层明显；次生韧皮部大多呈束状；髓射线较宽；髓较大。

单子叶植物茎最外层为表皮，基本组织中散生多数有限外韧维管束，中央无髓。裸子植物茎的木质部主要为管胞，通常无导管。

#### 2. 粉末特征

除无叶肉组织外，其他组织、细胞或后含物一般都可能存在。

## 五、木类生药鉴别要点

### （一）性状鉴定

为木本植物形成层以内的部分，俗称木材，主要为次生木质部。木类生药大多已锯成段、劈成条或刨成片，观察时应注意其形状、大小、色泽、表面纹理、斑块、质地、气、味等。

### （二）显微鉴定

#### 1. 组织构造

通常要从横切面、径向纵切面、切向纵切面三个切面进行观察。

横切面：可观察到年轮的情况、木射线的宽度、导管和木薄壁细胞的比例和分布，导管、纤维的横切面形状、直径等。

径向纵切面：是通过圆心，并与茎的纵轴平行的切面，主要观察木射线的高度和类型，导管的类型、导管分子长度、直径、有无侵填体，木纤维的长度、壁厚、纹孔等。

切向纵切面：主要观察射线的宽度、高度、类型，导管的类型、导管分子长度、直径、侵填体，木纤维的长度、壁厚、纹孔等。

### 2. 粉末特征

以导管、韧型纤维、纤维管胞、木薄壁细胞的形态特征及细胞后含物为主要鉴别点。

## 六、皮类生药鉴别要点

### （一）性状鉴定

皮类生药是指以双子叶木本植物或裸子植物的茎、枝条或根形成层以外的部分入药的一类生药。有的以完整的皮入药（如肉桂、五加皮、厚朴、地骨皮、秦皮等），有的以除去木栓层的内皮入药（如黄柏、桑白皮、粉丹皮等）。皮类生药的性状鉴定以观察形状、外表面颜色及特征、断面特征为主，同时注意气、味、内表面等特征。

皮类生药的形状因植物的种类、取皮部位、加工方法等的不同而异。常见的有板片状（平直、弯曲、反曲、槽状、筒状、单卷筒状、双卷筒状和复卷筒状）。未去木栓层的皮外表面多呈灰黑色、灰褐色、黄褐色、棕黄色等，粗糙，具裂纹，少数平滑。皮孔在略平滑的木栓层上多见，常横向延长，色较浅，边缘常隆起，中央凹。有的枝、干皮有地衣斑或有苔藓附生，有的具刺或钉状物（如海桐皮、红毛五加皮）。刮去木栓的皮类药材外表面多平滑。内表面注意纹理、颜色，有的用指甲划后显油痕（如肉桂）。

断面特征为皮类生药性状鉴定的重要依据之一。有平坦状（如牡丹皮），多薄壁组织，缺乏厚壁组织；颗粒状（如肉桂），多富含石细胞；纤维状（如桑白皮），多富含纤维；层片状（如黄柏、苦楝皮），多纤维成层状分布；有橡胶丝（如杜仲），乳汁管及皮层中有橡胶丝分布；有亮星（如厚朴），为厚朴酚、和厚朴酚的结晶。

### （二）显微鉴定

#### 1. 组织构造

双子叶植物茎皮组织构造通常分为周皮、皮层、韧皮部三部分，以次生韧皮部占绝大部分。周皮包括木栓层、木栓形成层、栓内层三部分。在鉴定时应注意：木栓组织的细胞层数，细胞壁是否增厚、颜色及有无内含物，其间是否夹有石细胞等，如栓内层为石细胞层（如厚朴）。皮层中有的可见纤维、石细胞、分泌组织等，这些是鉴定的重点。韧皮部，包括筛管、伴胞、韧皮薄壁细胞及韧皮射线。应注意有无厚壁组织、分泌组织存在，韧皮射线的宽度、平直或弯曲情况，射线细胞的形状、是否有硬韧部和软韧部相间排列、薄壁细胞中是否有草酸钙结晶等后含物。

裸子植物根皮与茎皮构造与双子叶植物根皮、茎皮相似。但韧皮部仅有筛胞，无筛管、伴胞。有些植物次生韧皮部有韧皮纤维和石细胞（如土荆皮），皮层常有树脂道，应加以注意。

**2. 粉末特征**

一般不应有木质部的组织，常有木栓细胞、纤维、石细胞、分泌组织及草酸钙结晶等。

# 七、叶类生药鉴别要点

## （一）性状鉴定

首先将皱缩的叶片湿润展平，观看叶的组成，即单叶或复叶。再观察叶片的形状、大小、色泽、叶端、叶基、叶缘、叶脉、上下表面、质地以及叶柄的有无或长短。叶面的表面特征比较多样，有的具较厚的角质层、光滑无毛，有的一面或两面被毛，有的在放大镜下可见腺鳞，有的叶片对光透视可见透明的腺点（油室）。叶柄的平直或扭曲也有鉴别意义。小叶片的基部常不对称。

## （二）显微鉴定

### 1. 组织构造

叶类生药通常制作横切片观察表皮、叶肉及叶脉的组织构造。要注意上、下表皮细胞的形状、大小、外壁、气孔、角质层及内含物，特别是毛茸的类型及其特征。叶肉部分注意栅栏组织细胞的形状、大小、列数及所占叶肉的比例和分布。主脉部位观察维管组织的形状、类型及周围或韧皮部外侧有无纤维层。

### 2. 表面制片

主要观察表皮细胞、气孔及各种毛茸的全形。注意上、下表皮细胞的形状，垂周壁及有无纹孔和角质层纹理。观察气孔的类型及副卫细胞数。毛茸为叶类生药的重要鉴别特征，注意观察非腺毛的颜色、形状、长短、细胞壁的厚度及其表面特征及组成非腺毛的细胞数和列数，腺毛则注意观察头部的形状、细胞数、大小、分泌物颜色，柄部的长短、细胞数或列数。另外，利用叶的表面制片还可测定栅表比、气孔数、气孔指数及脉岛数，对亲缘相近的同属植物的鉴别有一定的参考价值。

### 3. 粉末特征

与叶的表面制片基本一致，但毛茸多碎断，粉末中还可见到叶片的横断面及细胞内含物。

## 八、花类生药鉴别要点

### （一）性状鉴定

花类生药是以植物的花供药用的一类生药。入药部分有干燥的花蕾（如丁香、金银花）、开花的单花（如洋金花）、雄蕊（如连须）、柱头（如番红花）、花粉（如松花粉）、花序（如菊花、款冬花）等。花类生药常干缩、破碎，其形状、颜色与鲜花不同。如以单朵花入药，则应注意形状、颜色、气、味，还应用水浸软后展开观察萼片、花冠、雄蕊与雌蕊的数目、形状、颜色以及是否被毛茸等情况。如以花序入药，尚应观察花序类型、总苞、苞片、花序轴等。

### （二）显微鉴定

花类生药的显微鉴定，根据不同的目的物，将苞片、花萼、花冠、雄蕊或雌蕊等分别作表面制片，或将完整的花作表面制片观察，也有将萼筒作横切面观察（如丁香）。

#### 1. 苞片、花萼

苞片、花萼的构造，与叶相似，由基本薄壁组织、维管系统和表皮组成。注意表皮的形态特征、气孔轴式及毛茸，叶肉组织不甚分化，多呈海绵组织状，也有苞片几乎全由厚壁性纤维状细胞组成。

#### 2. 花冠

花冠在构造上与花萼近似，但气孔小而退化。上表皮细胞常呈乳头状或绒毛状突起，相当于叶肉的部位常为数层排列疏松的薄壁细胞，维管组织细小，有的仅少数螺纹导管。有的花冠有油室（如丁香），也有管状分泌细胞（如红花）。

#### 3. 雄蕊群

雄蕊分花丝和花药两部分。花丝的构造比较简单，表皮细胞大多呈纵向延长的长方形，可能有表皮毛，维管束可能是周韧型的，基本薄壁细胞中可能含草酸钙结晶、挥发油等。花药由两个药瓣组成，每瓣有两个药室（花粉囊），其中有花粉粒。雄蕊花粉囊内壁细胞在不与表皮接触的各面壁上，常呈网状、条状或点状增厚，且多木化，可供鉴别依据。花粉粒为花类生药的重要特征，注意其形状、大小、萌发孔或萌发沟状况、外壁构造及雕纹等。

### 4. 雌蕊群

雌蕊柱头的表皮细胞，特别是顶端的表皮细胞常呈乳头状突起，或分化成绒毛状（如番红花），但也有不突起的（如洋金花）。子房壁的表皮层常有毛茸或各种形状的突起，子房表皮细胞有的含草酸钙细柱晶（如旋覆花）。

花类粉末生药的观察，以花粉粒、花粉囊内壁细胞、非腺毛、腺毛为主要鉴别要点，并注意草酸钙结晶、分泌组织及色素细胞等特征。

## 九、果实类生药鉴别要点

### （一）性状鉴定

果实类生药是指以植物的果实供药用的一类生药。包括成熟的果实（如枸杞子）、近成熟的果实（如枳壳）、幼果（如枳实、乌梅）、发芽的果实（如谷芽、麦芽）、干瘪的果实（如瘪桃干、浮小麦）、不育果（如猪牙皂）、带总苞的果实（如苍耳子）、果序（如桑椹）、果皮（如石榴皮）、外部果皮（如陈皮）、中果皮的维管束（如橘络、丝瓜络）、带部分果皮的果柄（如甜瓜蒂）、宿萼（如柿蒂）等。

在进行果实类生药的性状鉴定时，应先确定样品属于单果（浆果、核果、梨果、干果、荚果、角果、蒴果、翅果、双悬果）、聚合果、聚花果中的哪一类型，再注意观察果实的整体形状、两侧及两端是否凸出或凹陷。对于因干燥皱缩而失去原形的浆果类，要先观察干燥时的形状，再在沸水中泡至复原后观察，测量长度、最宽处的宽度、最厚处的厚度，最小和常见大小的要分别测量。还要注意干燥生药的外表面颜色、有无毛茸、纹理、皱纹、颗粒状突起、棱脊、油点；顶端有无花柱残基等附属物，基部有无果柄、宿萼、果柄痕、花被、苞片；果皮的质地，如果皮各层的质地有显著差异，如核果，则应分别观察及描述；横切面或破切面的形状、子房室数、每室中的种子数及胎座，有的还应观察果皮内表面特征；种子的情况、气、味等。观察种子的注意点详见种子类生药鉴定要点。

### （二）显微鉴定

#### 1. 组织构造

果实由果皮和种子两部分组成，首先要观察果皮的显微特征。果皮分外果皮、中果皮和内果皮三层，因种类不同构造变化很大，均应仔细观察。

（1）外果皮：为果皮的最外层组织，一般相当于叶子的下表皮，通常为一层细胞，外被角质层。应注意观察细胞的形状、壁厚、角质层厚度及纹理，如有气孔、毛茸、细胞内含物、油细胞散在，亦应注意其类型、形状、大小等。有些果实的外果皮由表皮细胞和下皮细胞组成，且下皮细胞特化为厚角组织（如柑橘类）、石细胞（如胡椒）、纤维（如大豆荚），有的含色素（如女贞子）。

（2）中果皮：位于内外果皮之间，相当于叶肉部分，较厚，多为薄壁组织，小型维管束分布于偏内侧。有些果实的中果皮中散有油细胞（如南五味子）、油管（如小茴香）、乳汁管（如罂粟壳）、石细胞（如山鸡椒）、纤维（如八角茴香）、网纹细胞（如小茴香）、含晶细胞层（如牛蒡子）等，有些细胞含淀粉粒、结晶、色素等，均应加以注意。

（3）内果皮：为果皮的最内层组织，一般相当于叶子的上表皮，多为一层薄壁细胞，内表面被较薄的角质层。有的散有气孔（如颠茄）、石细胞（如辣椒）；有的为栅状细胞层（如八角茴香）、石细胞层（如花椒）、镶嵌状细胞层（如小茴香）等，均应予以注意。

**2. 粉末特征**

注意观察外果皮细胞的形状、垂周壁的增厚状况、角质层纹理、非腺毛和腺毛的有无及中果皮和内果皮的细胞形态等特征。

# 十、种子类生药鉴别要点

## （一）性状鉴定

种子类生药包括完整成熟的种子（如决明子、苦杏仁、桃仁、酸枣仁）、发芽的种子（如大豆黄卷）、种皮（如绿豆衣、花生衣）、假种皮（如龙眼肉、荔枝）、种仁（如柏子仁）、胚（如白果仁）等。注意观察种子的形状、大小、颜色、表面纹理，种脐的形状、合点，种脊的位置、雕纹、质地、纵横断面、气、味等，其中最重要的是观察种皮的外表特征。

（1）形状：大多数种子呈圆球形、类球形、线形、纺锤形、心脏形、肾形、类多面体形、圆锥形等。

（2）大小：种子的大小悬殊。测定细小种子的大小时，可持其放在有毫米方格线的纸上，每10粒紧密地排成一行，测量后求其平均值。

（3）表面特征：种子表面常呈灰黄色、暗棕色、黄棕色、棕红色、红色，有的种子表面有雕纹（如韭菜子）、花纹（如蓖麻子）、毛茸（如马钱子）、种阜（如蓖麻子）、假种皮（如砂仁）。

（4）种脐：多呈圆形，颜色较浅（如槟榔），有的呈椭圆形（如大豆）或狭长线形（如苦杏仁、桃仁）。

（5）种脊：为弯生胚珠、横生胚珠和倒生胚珠在发育成种子后，在种皮上形成的长短不同的突起，里面有一根粗的维管束，起于种脐，终于合点。

（6）合点：为种脊微管束向种皮分散的起点，多无特殊特征，有的则明显呈放射状条纹（如苦杏仁）。

（7）种孔：为珠孔在胚珠发育成种子后残留的小凹窝状痕迹（如槟榔）。

（8）种阜：有些种子的珠孔部位可见由珠被扩张成的浅色肉质隆起，即为种阜，如蓖麻、巴豆、扁豆、蚕豆等。

（9）假种皮：有些种子外面包围着一层由珠柄或胎座处的组织延伸的组织，即为假种皮，有的呈肉质（如龙眼、荔枝），有的呈薄的膜质（如砂仁）。

观察过种子表面以后，剥去种皮观察胚乳和胚。对于种皮难剥的种子，可用热水泡软后再剥。

（10）胚乳：为胚囊中的极核受精后发育而成的营养组织。有些种子在胚形成的过程中，胚吸收了胚乳的养料而贮藏在胚的子叶中，胚乳已不存在或仅残留一层透明或半透明的薄膜，称为无胚乳种子。有胚乳的种子的胚乳呈不同的形状包围着胚而填满胚与种皮间的部分，呈角质样，占据了种子的绝大部分。有的种子的胚乳与种皮紧密交错，形成错入组织（如槟榔、肉豆蔻）。

（11）胚：除去胚乳，即可观察胚。胚根朝着种孔的方向生长。胚轴位于胚根上端，很短，不易看清。胚轴上有子叶和胚芽，无胚乳种子的子叶较发达，呈豆瓣状（如苦杏仁），有胚乳的种子的子叶较小，多呈菲薄的小叶片状（如马钱子），有的种子的胚呈弯曲状（如芥子）或折叠状（如决明子、牵牛子）。

### （二）显微鉴定

种子类生药的显微鉴定以观察种皮为重点，其次注意胚乳、子叶细胞的形状和内含物。鉴定时以观察横切面为主，但必须配合纵切面，必要时尚须观察表面切片或解离组织。应重点观察种皮的构造，有的种皮只有一层细胞，多数的种皮由数种不同的细胞组织构成。种子的外胚乳、内胚乳或子叶细胞的形状，细胞壁增厚状况，以及所含的脂肪油、糊粉粒或淀粉粒等也具有鉴别意义。

粉末特征：注意观察种皮的表面观及断面观形态特征，种皮支持细胞、油细胞、色素细胞的有无和形态，有无毛茸、草酸钙结晶、淀粉粒、分泌组织碎片等。糊粉粒仅存在于种子中，是种子的重要鉴别特征。

# 第二篇
# 生药学实验

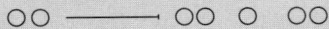

## 实验一

# 生药中主要化学成分的定性试验

## 【实验目的】

1. 掌握生药中糖类、苷类成分的理化性质和定性反应，并结合供试生药鉴别这些成分的存在。
2. 掌握生物碱的定性反应。
3. 掌握细胞壁及草酸钙结晶的化学鉴别方法。

## 【实验材料、仪器及试剂】

**材料：** 山药淀粉、天冬（或玉竹）碎块、苦杏仁、大黄粉末、槐米粉末、麻黄粉末、百部粉末、桔梗粉末、松木锯末、2%红细胞悬浮液。

**仪器：** 滤纸、试管、水浴锅、微量升华器、三角烧瓶、漏斗、烧杯、酒精灯等。

**试剂：** 蒸馏水、碘液、10%氢氧化钠溶液、10%盐酸溶液、α-萘酚试剂、乙醇、1%盐酸溶液、浓硫酸、1%醋酸镁甲醇溶液、苦味酸钠试纸条、1%氢氧化钠溶液、镁粉、浓盐酸、碘化汞钾、碘化铋钾、硅钨酸、磷钼酸、碘化碘-碘、鞣酸、苏丹Ⅲ试液、费林试液等。

## 【实验内容】

### 一、单糖、多糖与苷类成分的鉴别

取玉竹（或天冬）碎块 0.5g，置 50mL 三角烧瓶中，加蒸馏水 10mL，瓶口放一小漏斗（空气冷凝，防止水分蒸发太多），水浴温热 10 分钟，滤过，药渣中加适量水，再滤过，合并滤液至 10mL，备用。

### 1. 费林试验（Fehling 试验）

取滤液 1mL 于 50mL 烧杯中，加碱性酒石酸铜试液（费林试液）8mL（临用时由甲液与乙液等量混合而成），置沸水浴加热 5 分钟，观察有无砖红色沉淀产生（尤其要观察瓶壁处），在整个反应过程中，反应液应保持蓝色，否则应适当添加费林试液至蓝色不褪。如为多糖则应继续加热 5 分钟，放冷，滤过，滤液加 10% 盐酸，使反应液的 pH 为 1～2，再在沸水浴加热 10 分钟（水解），放冷，再加 10% 氢氧化钠溶液，使反应液呈中性，再加费林试液 8mL，沸水浴加热 10 分钟，观察有无砖红色沉淀产生。记录水解前后沉淀量的多少。如产生砖红色的氧化亚铜沉淀，则表示有还原糖存在。非还原性低聚糖、多糖及部分苷类需水解后才显示正反应。

费林试验

### 2. $\alpha$-萘酚试验（Molish 试验）

取滤液 1mL 于试管中，加 $\alpha$-萘酚试剂 2～3 滴，摇匀，倾斜试管，沿管壁缓缓滴加浓硫酸 1mL，轻放试管架上，保留两层液面，观察两液面交界处有无紫红色环形成。

### 3. 淀粉（多糖）的鉴别

淀粉多糖的鉴别试验

取山药淀粉少许，置试管中，加蒸馏水 2mL，振摇，滴加碘液 1～2 滴，即现何色？加热后又有何变化？放冷后又如何？注意密切观察其颜色变化，说明其变化的原因。

## 二、各类苷的定性反应

### 1. 氰苷的苦味酸钠试验

取生药苦杏仁 1 粒，剪碎后置具塞试管中，加蒸馏水 1～2 滴润湿，管口悬挂一条苦味酸钠试纸，密塞，将试管置 60℃ 水浴温热，注意试纸条逐渐变为何色，说明其变化的原因。

### 2. 蒽苷的鉴别

（1）碱性试验：取大黄粉末少许于小试管中，加 10% 氢氧化钠溶液，即成红色，继续加 10% 盐酸中和，药液有何变化？再加碱液，又现何色？

在碱性溶液中，羟基醌类颜色改变并加深，多呈橙、红、紫及蓝色。如羟基蒽醌类化合物遇碱显红至紫色，称为 Bornträger 反应。蒽酚、蒽酮、二蒽酮类化合物需氧化形成蒽醌后才能呈色。

（2）醋酸镁反应：取大黄粉末 0.1g，加乙醇 2～3mL，温水浴加热片刻后，滤过，滤液中加 1% 醋酸镁甲醇溶液 2～3 滴，观察颜色变化。

蒽醌类化合物如具有 α-酚羟基或邻二酚羟基，则可与 $Pb^{2+}$、$Mg^{2+}$ 等金属离子形成络合物。与 $Mg^{2+}$ 形成的络合物具有一定的颜色，可用于鉴别。

（3）微量升华试验：取大黄粉末少许于微量升华器内，上面盖上载玻片，用酒精灯徐徐加热数分钟，可见黄色升华物产生并附着在载玻片上，取下载玻片翻转后，在显微镜下检视，低温升华时可见针状结晶，高温时可见羽毛状结晶，滴加 1‰氢氧化钠1 滴，结晶有何变化，并呈何色？

大黄的微量升华试验

### 3. 黄酮苷的鉴别

取槐米粉末 0.2g，置三角烧瓶中，加乙醇 8mL，水浴 60～70℃加热 5 分钟，过滤，滤液做以下试验。

（1）盐酸-镁粉试验：取滤液 2mL，慢慢加入镁粉少许，加浓盐酸 2～3 滴，观察有无气泡产生。溶液变为何色？为什么？

黄酮苷的鉴别反应——盐酸镁粉反应

（2）荧光试验：取滤液 1 滴，滴于滤纸上，再于滤液旁边滴加 1‰醋酸镁甲醇溶液，稍微加热干燥后于紫外光灯下观察，两液滴的交叉部位则呈明显的黄色荧光。

具有 3-OH、5-OH 或邻二酚羟基的黄酮类化合物常可与铝盐、铅盐、锆盐、镁盐等试剂反应，生成有色络合物。

### 4. 皂苷

取桔梗粉末 1g，置三角烧瓶中，加蒸馏水 20mL，煮沸 10 分钟，过滤，滤液供下列试验。

（1）泡沫反应：取滤液 5mL 置小试管中，用木塞塞紧，用力振摇 1 分钟，观察是否产生大量蜂窝状泡沫。放置，观察泡沫是否大量消失。

皂苷有降低水溶液表面张力的作用，多数皂苷的水溶液，振荡后产生持久性泡沫（15 分钟以上则为阳性），用泡沫试验可以区别三萜皂苷与甾体皂苷。（如何区别？）

（2）溶血反应：取滤液 1mL 置试管中，加生理盐水及 2‰红细胞悬浮液（兔血离心后抽取血清制成）各 5mL，摇匀，放置数分钟，溶液呈透明红色，亦可取滤液与血细胞溶液各 1 滴，装片后于显微镜下观察，可见红细胞破裂溶解。

## 三、生物碱的沉淀反应

取百部粉末 1g，置 50mL 锥形瓶中，加 1‰盐酸 15mL，振摇 15 分钟，滤过，将滤液分装在 6 支试管中，除 1 管为空白对照外，其余 5 管分别滴加碘化铋钾试液、碘化钾-碘试液、碘化汞钾试液、硅钨酸试液和鞣酸试液等生物碱沉淀剂2～3滴，观察有无沉淀产生。记录沉淀颜色及数量（可用"＋＋＋"表示很多，"＋＋"表示较多，"±"表示较少）。

## 四、细胞壁的显微化学试验

（1）木栓化：取松木栓皮粉末少许置载玻片上，然后滴加2～3滴苏丹Ⅲ试液，在酒精灯上轻轻加热后封片观察，可见木栓化的木栓细胞被染成红色、橘红色或紫红色。

（2）角质化：取麻黄粉末少许，如上法加苏丹Ⅲ试液，角质化的细胞壁及角质层被染成橙红色。

## 五、草酸钙结晶的鉴别

（1）取大黄粉末少许水装片镜检，可见其大型草酸钙结晶呈簇状，沿盖玻片一边用滤纸吸去液体，另一边滴加稀醋酸，草酸钙簇晶不溶解，加稀盐酸即溶解，但无气体产生，为什么？

（2）大黄粉末少许水装片镜检草酸钙簇晶后，沿一边滴加20％硫酸1～2滴，另一边用滤纸吸去溢出的液体，可见草酸钙簇晶逐渐溶解，片刻后其周围析出针状硫酸钙结晶。

## 【实验报告】

1. 记录各项理化试验结果并简单讨论。
2. 绘制草酸钙、硫酸钙结晶图。

## 【思考题】

1. 如何简单验证生药中存在黄酮苷类成分？
2. 具有什么基团的蒽醌类化合物与氢氧化钠溶液反应才显红色？其原理是什么？
3. 如何简单区别生药中所含的是三萜皂苷还是甾体皂苷？

# 实验二

# 生药的纸色谱、薄层色谱鉴定

## 【实验目的】

1. 掌握纸色谱在生药鉴定方面的应用。
2. 掌握薄层色谱在生药鉴定方面的应用。

## 【实验材料、仪器及试剂】

**材料：**秦皮、核桃树皮、肉桂、桂皮。

**仪器：**新华色谱滤纸Ⅰ号、点样毛细管、分液漏斗、小烧杯、三角烧瓶、展开槽、紫外灯、硅胶 G 薄层板等。

**试剂：**醋酸、氯仿、甲醇、氨水、正丁醇、5％香草醛浓硫酸、95％乙醇、蒸馏水等。

## 【实验内容】

### 一、秦皮与核桃树皮的纸色谱鉴别

#### 1. 纸色谱

纸色谱法是以纸为载体，利用色谱滤纸上吸附的水或其他物质作为固定相，用单一溶剂或混合展开剂进行展开的分配色谱。点在纸上的样品组分，在密闭容器内，样品经展开后用比移值（$R_f$）表示其各组分的位置。

$$R_f = \frac{\text{原点中心至色谱斑点中心的距离}}{\text{原点中心至流动相前沿的距离}}$$

由于影响比值的因素较多，一般在相同实验条件下与对照品共同分析，以进行生药鉴别。要求样品所显示的主斑点颜色（或荧光）的位置，应与对照品在色谱中所显主斑点相同。

**2. 样品的制备**

取秦皮（本品为木犀科植物苦枥白蜡树 *Fraxinus rhynchophylla* Hance、尖叶白蜡树 *F. szaboana* Lingelsh.、宿柱白蜡树 *F. stylosa* Lingelsh. 或白蜡树 *F. chinensis* Roxb. 的树皮）和核桃树皮（本品为胡桃科植物胡桃 *Juglans regia* L. 的树皮）各 2g，置 50mL 三角烧瓶中，加 95% 乙醇 10mL，冷浸 2 小时，过滤，滤液供点样用，标准品为秦皮甲素、秦皮乙素。

**3. 样品的纸色谱**

（1）点样：取色谱滤纸（新华 I 号）裁成 7cm×17cm 大小（样品多时可适当加宽），在距滤纸条底边 2cm 处用铅笔画一起始线，并在线上标出点样原点，每点间距 1.5～2cm，然后用管口平整的点样用毛细管分别吸取标准品（秦皮甲素和秦皮乙素溶液）及上述样品溶液，将毛细管分别垂直点在起始线的合适位置上，宜分次轻啄点加，每次点加后自然干燥或吹干。（每一原点都要标明样品的名称或代号，切记点样用毛细管应专用！不应乱插乱放，以免混淆、污染样品！）

（2）展开：在展开槽底部先放入展开剂正丁醇∶醋酸∶蒸馏水（4∶1∶5）的下层（用分液漏斗将展开剂分为上下两层液体），另取一小烧杯，内盛展开剂的上层，置于展开槽中，加盖密闭饱和 10 分钟。然后将点好样品的滤纸（先端先用小针穿一细线）悬挂在展开槽中，调节线的长短使其下端浸入下层展开剂中（注意勿使样品原点浸入展开剂），待展开剂前沿上升到 10～15cm 处时，取出，并用铅笔画出展开剂前沿，挥干展开剂。

（3）结果：紫外光灯下观察荧光，秦皮供试品色谱中，与秦皮甲素、秦皮乙素对照品色谱相应的位置上，显相同颜色的斑点。

## 二、肉桂与桂皮的薄层色谱

**1. 薄层色谱**

薄层色谱常用的吸附剂是硅胶 G。常涂布于玻璃板上，使成一均匀的薄层，待点样、展开后，与适宜的对照物按同法所得的色谱图作对比，用以进行生药鉴定、杂质检查或含量测定。

**2. 样品的制备**

取正品肉桂（本品为樟科植物肉桂 *Cinnamomum cassia* Presl 的干燥树皮）、桂皮（本品为樟科植物天竺桂、阴香和川桂的干燥树皮）各 2g，分置三角烧瓶中，用 10mL 氯仿浸渍 2 小时，过滤，滤液供点样用。

### 3. 样品的薄层色谱

（1）点样：取 5cm×15cm 大小硅胶 G 薄层板，在距底端 1.5cm 处用上法点样，用点样器点样于薄层板上，一般为圆点，点样直径不超过 3mm，点间距离可视斑点扩散情况以不影响检出为宜。点样时必须注意勿损伤薄层表面。一般定性分析可用内径 0.5mm 左右的毛细管，定量分析时需用微量注射器或定量毛细管点样。

（2）展开：在展开槽中放入展开剂氯仿：甲醇：氨水（15：4：1），倾斜上行展开，待溶剂前沿上升至 10cm 以上时，取出硅胶板，用铅笔画出前沿位置，挥干展开剂。

（3）显色剂：5％香草醛浓硫酸溶液。

（4）结果：供试品色谱中，在与对照品色谱相应的位置上，显相同颜色的斑点。

## 【实验报告】

记录并简单讨论各项实验结果，画出色谱图谱，计算各样品主要斑点的 $R_f$ 值。

## 【思考题】

纸色谱、薄层色谱的基本原理分别是什么？

# 实验三

# 生药的高效液相色谱含量测定

## 【实验目的】

1. 了解高效液相色谱的基本原理。
2. 掌握大黄的高效液相色谱含量测定方法。

## 【实验材料、仪器及试剂】

**材料**：大黄药材粉末。

**仪器**：高效液相色谱仪、具塞锥形瓶、分液漏斗、容量瓶。

**试剂**：8％盐酸、三氯甲烷、甲醇、0.1％磷酸、芦荟大黄素、大黄酸、大黄素、大黄酚、大黄素甲醚。

## 【实验内容】

### 一、高效液相色谱法测定大黄总蒽醌含量

#### 1. 色谱条件与系统适用性试验

以十八烷基硅烷键合硅胶为填充剂；以甲醇-0.1％磷酸溶液（85∶15）为流动相；检测波长为254nm。理论板数按大黄素峰计算应不低于3000。

#### 2. 对照品溶液的制备

精密称取芦荟大黄素对照品、大黄酸对照品、大黄素对照品、大黄酚对照品、大黄素甲醚对照品适量，加甲醇分别制成每1mL含芦荟大黄素、大黄酸、大黄素、大黄酚各80μg，含大黄素甲醚40μg的溶液。分别精密量取上述对照品溶液各2mL，混匀，即得（每1mL中含芦荟大黄素、大黄酸、大黄素、大黄酚各16μg，含大黄素甲醚8μg）。

### 3. 供试品溶液的制备

取本品粉末（过四号筛）约 0.15g，精密称定，置具塞锥形瓶中，精密加入甲醇 25mL，称定重量，加热回流 1 小时，放冷，再称定重量，用甲醇补足减失的重量，摇匀，滤过。精密量取续滤液 5mL，置烧瓶中，挥去溶剂，加 8％盐酸溶液 10mL，超声处理 2 分钟，再加三氯甲烷 10mL，加热回流 1 小时，放冷，置分液漏斗中，用少量三氯甲烷洗涤容器，并入分液漏斗中，分取三氯甲烷层，酸液再用三氯甲烷提取 3 次，每次 10mL，合并三氯甲烷液，减压回收溶剂至干，残渣加甲醇使溶解，转移至 10mL 容量瓶中，加甲醇至刻度，摇匀，滤过，取续滤液，即得。

### 4. 测定法

分别精密吸取对照品溶液与供试品溶液各 $10\mu L$，注入液相色谱仪，测定，即得。

本品按干燥品计算，含总蒽醌以芦荟大黄素、大黄酸、大黄素、大黄酚和大黄素甲醚的总量计，不得少于 1.5％。

## 二、高效液相色谱法测定大黄游离蒽醌含量

### 1. 色谱条件与系统适用性试验
同"高效液相色谱法测定大黄总蒽醌含量"。

### 2. 对照品溶液的制备
取大黄总蒽醌项下的对照品溶液，即得。

### 3. 供试品溶液的制备

取本品粉末（过四号筛）约 0.5g，精密称定，置具塞锥形瓶中，精密加入甲醇 25mL，称定重量，加热回流 1 小时，放冷，再称定重量，用甲醇补足减失的重量，摇匀，滤过，取续滤液，即得。

### 4. 测定法

分别精密吸取对照品溶液与供试品溶液各 $10\mu L$，注入液相色谱仪，测定，即得。

本品按干燥品计算，含游离蒽醌以芦荟大黄素、大黄酸、大黄素、大黄酚和大黄素甲醚的总量计，不得少于 0.20％。

## 【实验报告】

记录大黄含量测定结果并进行数据处理。

**【思考题】**

    1. 高效液相色谱法的基本工作原理是什么？

    2. 常用的高效液相色谱法的定量分析方法有哪些？

    3. 中医药在推进"健康中国"建设中具有重要的作用，中药质量安全关系到人民群众福祉，请列举中药含量测定方法。

# 实验四

# 藻、菌、蕨类及裸子植物生药

## 【实验目的】

1. 了解藻、菌、蕨类及裸子植物常用生药性状特征。
2. 熟悉冬虫夏草、茯苓、猪苓、贯众类药材的显微特征。
3. 掌握茯苓、猪苓的理化鉴别方法，麻黄药材性状和显微特征。

## 【实验材料、仪器及试剂】

**材料：** 海藻、昆布、冬虫夏草、茯苓、猪苓、绵马贯众、麻黄等药材。

冬虫夏草子座头部、绵马贯众、紫萁贯众、荚果蕨贯众、麻黄等组织横切片。

茯苓、猪苓、草麻黄等粉末。

**仪器：** 显微镜、酒精灯、水浴锅、教学成像系统、牙签、火柴等。

**试剂：** 水合氯醛溶液、5％氢氧化钾溶液、丙酮、冰醋酸、浓硫酸、碘化钾-碘试液、碘化铋钾试液、碘化汞钾试液、α-萘酚、稀盐酸、氢氧化钠溶液等。

## 【实验内容】

## 一、性状鉴别

### 1. 海藻

大叶海藻：皱缩卷曲，黑褐色，有的被白霜，长 30～60cm。主干呈圆柱状，具圆锥形突起，主枝自主干两侧生出，侧枝自主枝叶腋生出，具短小的刺状突起。初生叶披针形或倒卵形，长 5～7cm，宽约 1cm，全缘或具粗锯齿；

次生叶条形或披针形，叶腋间有着生条状叶的小枝。气囊黑褐色，球形或卵圆形，有的有柄，顶端钝圆，有的具细短尖。质脆，潮润时柔软；水浸后膨胀，肉质，黏滑。气腥，味微咸。

小叶海藻：较小，长15～40cm。分枝互生，无刺状突起。叶条形或细匙形，先端稍膨大，中空。气囊腋生，纺锤形或球形，囊柄较长。质较硬。

### 2. 冬虫夏草

虫体形似蚕，长3～5cm，直径0.3～0.8cm；外表呈深黄色至黄棕色，偶见棕褐色，粗糙，环纹明显，共有20～30条，近头部的环纹较细；全身有足8对，近头部3对，中部4对，近尾部1对，以中部4对最明显；头部红棕色；尾如蚕尾；质脆，易折断，断面略平坦，淡黄白色，中央有明显暗棕色"U"形纹。子座细长圆柱形，形似"金针"，一般比虫体长，长4～7cm，直径约0.3cm；表面深棕色至棕褐色，有细纵皱纹，上部稍膨大；质柔韧，折断面纤维状，类白色。可用"草似金针虫似蚕"的比喻来形容冬虫夏草的形状。气微腥，味微苦。

### 3. 茯苓

（1）茯苓个：呈类球形、椭圆形、扁圆形或不规则团块状，大小不一。外皮薄而粗糙，棕褐色至黑褐色，有明显的皱缩纹理。体重，质坚实，不易破裂，断面颗粒性，有的具有裂隙，外层淡棕色，内部白色，少数淡红色，有的中间抱有松根。无臭，味淡，嚼之粘牙。以体重坚实、外皮色棕褐、皮纹细、无裂隙、断面色白细腻、粘力强者为佳。

（2）茯神：饮片呈方块状，内有切断的树根。质坚实，色白。

（3）茯苓皮：为削下的茯苓外皮。形状大小不一，外面棕褐色至黑褐色，内面白色或淡棕色，体软质松，略具弹性。

（4）茯苓块、片：为去皮后切制的茯苓，呈块片状，大小不一，平滑细腻，白色、淡红色或淡棕色。

### 4. 猪苓

猪苓呈条形、类圆形、块状或扁块状，长5～25cm，直径2～6cm。表面黑色、灰黑色或棕黑色，皱缩或有瘤状突起。质致密而体轻，能浮于水面，断面细腻，类白色或黄白色，略呈颗粒状。气微，味淡。

### 5. 绵马贯众

本品呈长倒卵形，稍弯曲，上端圆或截形，下端较尖，有的纵剖为两半，长7～20cm，直径4～8cm，外表棕色，根茎四周密被排列整齐的叶柄基部及膜质鳞片。

### 6. 麻黄

（1）草麻黄：茎细长圆柱形，略扁，少分枝，直径1～2mm，有时带少量棕色木质茎。节明显，节间长 2～6cm，表面浅绿色或黄绿色，有细纵棱线，手触之微有粗糙感。节上有膜质鳞叶，长 3～4mm，下部约 1/2 合生成鞘状，上部 2 裂（稀 3 裂），裂片锐三角状披针形，先端灰白色，反曲。体轻，质脆，易折断，断面类圆形或扁圆形，略呈纤维性，周边黄绿色，髓部圆形呈暗红棕色。气微香，味微苦涩。

（2）中麻黄：多分枝，直径 1.5～3mm，常带较多的棕色木质茎。节间长 2.5～6cm，表面绿黄色或黄色，细纵棱线较明显，手触之有粗糙感。膜质鳞叶下部约 1/3 合生成鞘状或几不合生，上部 3 裂（稀 2 裂），裂片锐三角形或三角状披针形，先端微反曲。断面略呈三角状圆形。余同草麻黄。

（3）木贼麻黄：较多分枝，直径 1～1.5mm，常带较多的棕色木质茎。节间长 1.5～3cm，表面灰绿色或暗绿黄色，细纵棱线不明显，手触之无粗糙感。膜质鳞叶下部约 2/3 合生成鞘状，基部常呈棕色，上部 2 裂，裂片短三角形，先端钝。余同草麻黄。均以色黄绿或淡绿、髓心色红棕、味苦涩者为佳。

## 二、显微鉴别

### 1. 冬虫夏草子座头部横切面

冬虫夏草子座头部横切面为椭圆形，边缘似花瓣状。子囊壳卵形，大端镶嵌于子座边缘，小端突出于子座之外。子囊壳中含多数长条状子囊，子囊上端有一线性开口，壳供子囊成熟时溢出。子囊中有 2～4 个线状子囊孢子。子囊孢子无色，线形，有的具横隔。

### 2. 茯苓粉末

茯苓粉末呈灰白色。用水装片，可见无色不规则颗粒状团块或末端钝圆的分枝状团块。遇水合氯醛或 5% 氢氧化钾溶液，团块溶解。菌丝细长，无色（内层菌丝）或淡棕色（外层菌丝），稍弯曲，有分枝，直径 3～8μm，少数至 16μm。粉末加 α-萘酚及浓硫酸，团块物即溶解，可显橙红色至深红色。本品不含淀粉粒及草酸钙晶体。

### 3. 猪苓粉末

猪苓粉末呈灰黄白色。菌丝团块大多无色，少数棕色。外层菌丝棕色，内部菌丝无色，弯曲，直径 2～10μm，有的可见横隔，有分枝及结节状膨大部分。草酸钙方晶众多，大多呈正方八面体、规则双锥八面体或不规则多面体，直径 3～60μm，长至 68μm，有时可见数个结晶聚集在一起。

水合氯醛的透化

**4. 绵马贯众、紫萁贯众、荚果蕨贯众的叶柄基部横切面**

（1）绵马贯众：断面扁圆形，维管束 5～13，环列，薄壁组织有间隙腺毛。

（2）紫萁贯众：断面半月形，维管束 1，为"U"形，薄壁组织无间隙腺毛。

（3）荚果蕨贯众：断面倒三角形，维管束 2，排成倒"八"字形，薄壁组织无间隙腺毛。

**5. 麻黄组织横切面**

（1）草麻黄：近圆形，边缘棱线 16～24 个，呈微波状凸起。①表皮细胞类方形，外壁增厚，并被较厚角质层，棱线部位的表皮内侧有下皮纤维束，两棱线间有下陷的气孔，保卫细胞壁木化。②皮层薄壁细胞靠外侧的 2～3 列径向延长，似栅状，内含叶绿体，靠内侧的数列较疏松，内含草酸钙砂晶或小方晶，皮层纤维束少。③中柱鞘纤维束呈新月形，紧接韧皮部。④维管束 8～10 个，排列成断续的环状。⑤粗茎的维管束有束间形成层，木质部连接成环而韧皮部由薄壁细胞间隔。⑥髓部细胞类圆形，有时含棕色物质，无或有极少数环髓纤维。

（2）中麻黄：通常略呈三角状圆形，棱线 18～28 个，呈波状凸起。不同之处在于：皮层纤维束多，稀疏环列。维管束 12～15 个，形成层环呈类三角形。髓部细胞壁弱木化，环髓纤维较多见，木化。

（3）木贼麻黄：稍呈椭圆形，棱线 13～14 个，呈钝圆波状凸起。不同之处在于：皮层纤维束较多，散列。维管束 8～10 个。髓部细胞壁木化，无环髓纤维。

**6. 草麻黄粉末**

草麻黄粉末呈淡棕色。表皮细胞呈类长方形，外壁布满草酸钙砂晶，有厚的角质层。气孔特异，长圆形，保卫细胞侧面观似电话筒状，背面观似哑铃状。皮层纤维细长，壁厚，有的木化，壁上布满砂晶，形成嵌晶纤维。螺纹、具缘纹孔导管，导管分子端壁斜面相接，接触面具多数穿孔，形成特殊的麻黄式穿孔板。可见红棕色色素块及少量的石细胞。

# 三、理化鉴别

## 1. 茯苓

（1）茯苓片易燃烧，燃烧时无焦糊臭，灰炭不碎。水浸后表面无黏质，无崩散现象。

（2）取粉末 1g，加丙酮 10mL，在水浴上加热回流 10 分钟，过滤，滤液蒸干，残渣加冰醋酸 1mL 溶解，再加浓硫酸 1 滴，显淡红色，后变为淡褐色。（麦角甾醇反应）

（3）取粉末少许，加碘化钾-碘试液 1 滴，显深红色。（多糖类的显色反应）

**2. 猪苓**

（1）取本品粉末 1g，加稀盐酸 10mL，置水浴上煮沸 15 分钟，搅拌，呈黏胶状。

（2）取本品粉末少量，加氢氧化钠溶液（1～5 滴）适量，搅拌，呈悬浮状，不溶成黏胶状。（与茯苓区别）

**3. 麻黄**

（1）粉末经微量升华后，镜检，升华物呈针状或颗粒状结晶。

（2）取麻黄酸性水浸液，分别取 1mL 置试管中，一管滴加碘化铋钾试液 1 滴，产生黄色沉淀；另一管滴加碘化汞钾试液 1 滴，不产生沉淀。

## 【实验报告】

1. 绘制茯苓、猪苓粉末显微鉴别特征图。
2. 记录茯苓、猪苓理化实验结果。
3. 绘制草麻黄、中麻黄、木贼麻黄组织构造简图。

## 【思考题】

1. 蕨类植物和裸子植物有何区别？
2. 茯苓、猪苓在性状与显微特征、临床应用上有何异同点？
3. 草麻黄、中麻黄、木贼麻黄在性状与显微特征上有何异同点？
4. 我国药理学先驱陈克恢从麻黄中提取分离出左旋麻黄碱，并阐明了麻黄碱的拟交感神经作用。新时代我们要如何树立中医药文化自信，学习和发扬科学家精神？

# 实验五

# 双子叶植物生药（1）

## 【实验目的】

1. 了解蓼科、苋科、毛茛科等常用生药性状特征。
2. 熟悉大黄、黄连、牛膝、川牛膝的显微特征。
3. 掌握大黄、黄连的理化鉴别方法。

## 【实验材料、仪器及试剂】

**材料**：大黄、何首乌、牛膝、川牛膝、黄连等药材。

大黄、牛膝、川牛膝、黄连等组织横切片。

大黄、黄连等粉末。

**仪器**：显微镜、紫外光灯、教学成像系统、硅胶 H 薄层板等。

**试剂**：甲醇、石油醚、甲酸乙酯、甲酸、70％乙醇、稀盐酸或 30％硝酸、大黄酸、芦荟大黄素、大黄素、大黄酚、大黄素甲醚等。

## 【实验内容】

## 一、性状鉴别

### 1. 大黄

大黄呈类圆柱形、圆锥形、卵圆形或不规则块状，长 3～17cm，直径 3～10cm。除近外皮者表面黄棕色至红棕色，有的可见类白色网状纹理及星点（异型维管束）散在，残留的外皮棕褐色，多具绳孔及粗皱纹。质坚实，有的中心稍松软，断面淡红棕色或黄棕色，显颗粒性；根茎髓部宽广，有星点环列或散在；根木部发达，具放射状纹理，形成层环明显，无星点。气清香，味苦而微涩，嚼之粘牙，有沙粒感，唾液染成黄色。

### 2. 何首乌

何首乌呈团块状或不规则纺锤形，长 6～15cm，直径 4～12cm。表面红棕色或红褐色，皱缩不平，有浅沟，并有横长皮孔样突起和细根痕。体重，质坚实，不易折断，断面浅黄棕色或浅红棕色，显粉性，皮部有 4～11 个类圆形异型维管束环列，形成云锦状花纹，中央木部较大，有的呈木心。气微，味微苦而甘涩。

### 3. 牛膝

牛膝又称怀牛膝，呈细长圆柱形，挺直或稍弯曲，长 15～70cm，直径 0.4～1cm。表面灰黄色或淡棕色，有微扭曲的细纵皱纹、排列稀疏的侧根痕和横长皮孔样的突起。质硬脆，易折断，受潮后变软，断面平坦，淡棕色，略呈角质样而油润，中心维管束木质部较大，黄白色，其外周散有多数黄白色点状维管束，断续排列成 2～4 轮。气微，味微甜而稍苦涩。

### 4. 川牛膝

川牛膝呈近圆柱形，微扭曲，向下略细或有少数分枝，长 30～60cm，直径 0.5～3cm。表面黄棕色或灰褐色，具纵皱纹、支根痕和多数横长的皮孔样突起。质韧，不易折断，断面浅黄色或棕黄色，维管束点状，排列成数轮同心环。气微，味甜。

### 5. 黄连

（1）味连：根茎多簇状分枝，弯曲互抱，形似鸡爪状，故又称"鸡爪黄连"。分枝类圆柱形，长 3～6cm，直径 0.3～0.8cm。顶端常有残余的茎和叶柄。中段常有细长圆柱状的节间，光滑，习称"过桥秆"，长 1～4cm。表面黄棕色，粗糙，结节膨大处着生须根或有须根断痕，常有鳞叶。质坚硬，折断面不平坦，皮部橙红色或暗棕色，木部金黄色，放射状排列，有裂隙，中央髓部红棕色，有时中空。气微，味极苦。

（2）雅连：多为单枝，略呈圆柱形，稍弯曲，长 4～8cm，过桥秆较长，顶端有少许残茎。

（3）云连：多为单枝，弯曲如钩，较细小，多无过桥秆。

## 二、显微鉴别

### 1. 大黄根茎横切面

木栓层与皮层大多已除去，凹陷处偶有残留。维管束外韧型，韧皮射线 1～4 列细胞，较平直，内含棕色物。形成层环明显，细胞扁平。木质部射线较密，导管径向稀疏排列。髓部宽广，散有多数异型维管束（星点），异型维管束系复合维管束，由多个外木式维管束组成。形成层类圆形，木质部在外，韧皮部在内，射线呈星芒状射出，含深棕色物，在韧皮部近形成层处常可见黏液腔。薄壁细胞中含众多淀粉粒、草酸钙簇晶。

### 2. 大黄粉末

大黄粉末呈黄棕色。草酸钙簇晶众多，直径 $20 \sim 160\mu m$，有的可达 $190\mu m$。多为网纹，导管较大，并有具缘纹孔及细小螺纹导管，直径 $11 \sim 140\mu m$，非木化。淀粉粒甚多，单粒圆球形或长圆形，直径 $3 \sim 45\mu m$，脐点多星状、十字状。

### 3. 牛膝横切面

木栓层为数列扁平细胞，切向延伸。栓内层较窄。异型维管束外韧型，断续排列成 $2 \sim 4$ 轮，最外轮的维管束较小，有的仅 1 至数个导管，束间形成层几连接成环，向内维管束较大；木质部主要由导管及小的木纤维组成，根中心木质部集成 $2 \sim 3$ 群。薄壁细胞含有草酸钙砂晶。

### 4. 川牛膝横切面

木栓细胞数列。栓内层窄。中柱大，异型维管束外韧型，断续排列成 $4 \sim 11$ 轮，内侧维管束的束内形成层可见；木质部导管多单个，常径向排列，木化；木纤维较发达，有的切向延伸或断续连接成环。中央异型维管系统常分成 $2 \sim 9$ 股，有的根中心可见导管稀疏分布。薄壁细胞含草酸钙砂晶、方晶。

### 5. 黄连根茎横切面

（1）味连：木栓层为数列细胞，有时可见未脱落的表皮或鳞叶。皮层较宽，有黄色石细胞单个或成群散在。另有根迹维管束。中柱鞘纤维成束，木化并伴有石细胞。维管束外韧型，排列成短续环状，髓部无石细胞（或极少石细胞）。

（2）雅连：与味连相似，髓部有多数石细胞群。

（3）云连：皮层、中柱鞘及髓部均无石细胞。

### 6. 黄连粉末

黄连粉末呈深棕黄色，气微，味极苦。

（1）石细胞：鲜黄色，单个散在或数个成群。呈类圆形、类方形、类多角形或不规则形，边缘大多不平整或有凹凸，壁厚，有的层纹明显，纹孔小，孔沟细，有的胞腔不规则或分枝。少数石细胞壁较薄而胞腔较大。

（2）韧皮纤维：鲜黄色，多成束，有的与石细胞相连，较粗短，呈纺锤形或长梭形，末端略尖、钝圆或狭细，也有较短或较长的，壁厚，纹孔较稀，孔沟较粗。

（3）木纤维：鲜黄色，成束。较细长，壁稍厚，木化，纹孔稀疏，有的交叉成人字形。

（4）木薄壁细胞：呈类长方形、梭形或不规则形，较大，壁稍厚，木化，纹孔明显，木射线细胞壁也有木化增厚并具纹孔。

（5）鳞叶表皮细胞：绿黄色或黄棕色。略呈长方形、长多角形或形状不一，壁微波状弯曲，也有壁稍厚而具纹孔，或连珠状增厚。

（6）导管：主为孔纹导管，少数为具缘纹孔、螺纹、网纹、梯纹导管，均细小。另有孔纹或网纹管胞。

（7）淀粉粒：类圆形、椭圆形、卵圆形、三角状圆形或肾形，少数可见脐点，线形或点状。

（8）草酸钙方晶：较少，细小，存在于薄壁细胞中。

此外，有黄棕色木栓组织及无色薄壁组织碎片等。

## 三、理化鉴别

### 1. 大黄

（1）薄层色谱

样品制备：取大黄粉末（40 目）0.2g 于甲醇中浸泡 4～6 小时，过滤。取甲醇液点样于以羧甲基纤维素钠为黏合剂的硅胶 H 薄层板上。

展开剂：石油醚（30～60℃)-甲酸乙酯-甲酸（15：5：1）的上层溶液。

显色剂：在紫外光灯（365nm）下，大黄酸、芦荟大黄素、大黄素、大黄酚、大黄素甲醚均显橙黄色荧光。

（2）大黄和土大黄的荧光鉴别试验：大黄与土大黄粉末分别置紫外光灯下观察，大黄显浓棕色荧光，土大黄（含土大黄苷）显淡蓝紫色荧光。

### 2. 黄连

（1）取粉末或软化后的横切片，于载玻片上，滴加 70％乙醇 1 滴，片刻后加稀盐酸或 30％硝酸 1 滴，封藏后镜检，粉末或组织间有黄色针簇状结晶产生（盐酸小檗碱或硝酸小檗碱结晶）。

（2）黄连根茎折断面在紫外光下，木质部显金黄色荧光。

## 【实验报告】

1. 绘制大黄组织构造简图和粉末特征图，并说明大黄在性状和显微构造上的主要特征。

2. 绘制黄连组织构造简图和粉末特征图，并说明黄连在性状和显微构造上的主要特征。

## 【思考题】

1. 大黄：观察其形状、表面颜色、质地等特征如何，是否有清香气，星点的性状和显微构造有何特点。

2. 如何从性状与组织构造上鉴别"味连""雅连"和"云连"？

# 实验六

# 双子叶植物生药（2）

## 【实验目的】

1. 了解木兰科、樟科等常用生药性状特征。
2. 熟悉五味子、肉桂的显微特征。
3. 掌握肉桂的理化鉴别方法。

## 【实验材料、仪器及试剂】

**材料：** 厚朴、五味子、肉桂、桂皮等药材。

五味子、肉桂组织横切片。

肉桂粉末。

**仪器：** 显微镜、教学成像系统、试管等。

**试剂：** 氯仿、10％盐酸苯肼试液、蒸馏水等。

## 【实验内容】

## 一、性状鉴别

### 1. 五味子

（1）北五味子：果实呈不规则球形或扁球形，直径 5～8mm。表面红色、紫红色或暗紫红色，皱缩，显油润；有的表面呈黑红色或出现"白霜"。果肉质柔软，种子 1～2，肾形，表面棕黄色，有光泽，种皮薄而脆。果肉气微，味酸，种子破碎后，有香气，味辛、微苦。以色红、粒大、肉厚，有油性及光泽者为佳。

（2）南五味子：果实呈球形或扁球形，直径 4～6mm，表面棕色至暗棕色，无光泽，果肉干瘪、皱缩，油性小，常紧贴于种子上，种皮薄而脆。

### 2. 厚朴

干皮呈卷筒状或双卷筒状，长30～35cm，厚0.2～0.7cm，习称"筒朴"；近根部的干皮一端展开如喇叭口，长13～25cm，厚0.3～0.8cm，习称"靴筒朴"。外表面灰棕色或灰褐色，粗糙，有时呈鳞片状，较易剥落，有明显椭圆形皮孔和纵皱纹，刮去粗皮者显黄棕色。内表面紫棕色或深紫褐色，较平滑，具细密纵纹，划之显油痕。质坚硬，不易折断，断面颗粒性，外层灰棕色，内层紫褐色或棕色，有油性，有的可见多数小亮星。气香，味辛辣、微苦。

根皮（根朴）呈单筒状或不规则块片；有的弯曲似鸡肠，习称"鸡肠朴"。质硬，较易折断，断面纤维性。

枝皮（枝朴）呈单筒状，长10～20cm，厚0.1～0.2cm。质脆，易折断，断面纤维性。

### 3. 肉桂

肉桂呈槽状或卷筒状，长30～40cm，宽或直径3～10cm，厚0.2～0.8cm。外表面灰棕色，稍粗糙，有不规则的细皱纹和横向突起的皮孔，有的可见灰白色的斑纹；内表面红棕色，略平坦，有细纵纹，划之显油痕。质硬而脆，易折断，断面不平坦，外层棕色而较粗糙，内层红棕色而油润，两层间有1条黄棕色的线纹。气香浓烈，味甜、辣。

### 4. 桂皮

本品为樟科樟属植物天竺桂、阴香和川桂的干燥树皮，其基源较肉桂复杂。桂皮皮薄、呈卷筒状，气清香或微有樟脑味，味微甜、辛。

## 二、显微鉴别

### 1. 五味子横切面

外果皮为1列方形或长方形细胞，壁稍厚，外被角质层，散有油细胞；中果皮薄壁细胞10余列，含淀粉粒，散有小型外韧型维管束；内果皮为1列小方形薄壁细胞。种皮最外层为1列径向延长的石细胞，壁厚，纹孔和孔沟细密；其下为数列类圆形、三角形或多角形石细胞，纹孔较大；石细胞层下为数列薄壁细胞，种脊部位有维管束；油细胞层为1列长方形细胞，含棕黄色油滴；再下为3～5列小形细胞；种皮内表皮为1列小细胞，壁稍厚，胚乳细胞含脂肪油滴及糊粉粒。

### 2. 肉桂横切面

木栓细胞数列，最内层细胞外壁增厚，木化。皮层散有石细胞和分泌细胞。中柱鞘部位有石细胞群，断续排列成环，外侧伴有纤维束，石细胞通常外壁较薄。韧皮部射线宽1～2列细胞，含细小草酸钙针晶；纤维常2～3个成束；油细胞随处可见。薄壁细胞含淀粉粒。

### 3. 肉桂粉末

肉桂粉末呈红棕色。纤维大多单个散在，长棱形，长195～920$\mu$m，直径约至50$\mu$m，壁厚，木化，纹孔不明显。石细胞类方形或类圆形，直径32～88$\mu$m，壁厚，有的一面菲薄。油细胞类圆形或长圆形，直径45～108$\mu$m。草酸钙针晶细小，散在于射线细胞中。木栓细胞多角形，含红棕色物。

## 三、理化鉴别

（1）取肉桂粉末约0.1g置小试管中，加氯仿1～2mL浸数分钟。吸取氯仿浸出液2滴置载玻片上，再加10％盐酸苯肼试液1滴，加盖玻片后镜检，可见桂皮醛苯肼杆状结晶。

（2）取肉桂粉末少许，进行微量升华，于升华物上加10％盐酸苯肼液1滴，加盖玻片镜检，可见桂皮醛苯肼杆状结晶。

## 【实验报告】

1. 写出厚朴、五味子与肉桂的主要性状特征。
2. 绘制肉桂粉末显微特征图。

## 【思考题】

1. 肉桂与桂皮有何区别？如何评价肉桂的品质？
2. 五味子的显微组织构造有何特点？

# 实验七

# 双子叶植物生药（3）

## 【实验目的】

1. 了解豆科、芸香科等常用生药性状特征。
2. 熟悉黄芪、甘草、黄柏的显微特征。
3. 掌握甘草的理化鉴别方法。

## 【实验材料、仪器及试剂】

**材料：**黄芪、甘草、黄柏等药材。

黄芪、甘草、黄柏组织横切片。

黄芪、甘草、黄柏粉末。

**仪器：**烧杯、水浴锅、试管、白瓷板等。

**试剂：**80％硫酸溶液、蒸馏水、10％NaOH溶液、10％硫酸溶液、5％ α-萘酚乙醇溶液、浓硫酸等。

## 【实验内容】

## 一、性状鉴别

### 1. 黄芪

黄芪呈圆柱形，有的有分枝，上端较粗，长 30～90cm，直径 1.0～3.5cm。表面淡棕黄色或淡棕褐色，有纵皱及横长线形皮孔，栓皮易剥落，露出黄白色皮层。质硬而韧，不易折断，断面纤维性强，并显粉性，皮部黄白色，木部淡黄色，有放射状纹理及裂隙，老根中心偶有枯朽状，黑褐色或空洞。气微，味微甜，嚼之微有豆腥味。

## 2. 甘草

（1）甘草：根呈圆柱形，长 25～100cm，直径 0.6～3.5cm。外皮松紧不一。表面红棕色或灰棕色，具显著的纵皱纹、沟纹、皮孔及稀疏的细根痕。质坚实，断面略显纤维性，黄白色，粉性，形成层环明显，射线放射状，有的有裂隙。根茎呈圆柱形，表面有芽痕，断面中部有髓。气微，味甜而特殊。

（2）胀果甘草：根和根茎木质粗壮，有的分枝，外皮粗糙，多灰棕色或灰褐色。质坚硬，木质纤维多，粉性小。根茎不定芽多而粗大。

（3）光果甘草：根和根茎质地较坚实，有的分枝，外皮不粗糙，多灰棕色，皮孔细而不明显。

## 3. 黄柏

黄柏（习称"川黄柏"）呈板片状或浅槽状，长宽不一，厚 1～6mm。外表面黄褐色或黄棕色，平坦或具纵沟纹，有的可见皮孔痕及残存的灰褐色粗皮；内表面暗黄色或淡棕色，具细密的纵棱纹。体轻，质硬，断面纤维性，呈裂片状分层，深黄色。气微，味极苦，嚼之有黏性。

# 二、显微鉴别

## 1. 黄芪横切面

木栓层为数列木栓细胞。皮层较窄，由数列切向延长的薄壁细胞组成。韧皮部射线外侧常弯曲，有裂隙，韧皮纤维成束与筛管群交互排列；近栓内层处有时可见石细胞及管状木栓组织（或管状封闭组织）。形成层成环，束内形成层明显。木质部导管单个散在或 2～3 个相聚，放射状排列，导管周围有木纤维。有的木射线中可见少数石细胞。薄壁细胞含淀粉粒。

## 2. 黄芪粉末

黄芪粉末呈米黄色，纤维性强，气微，味微甜，嚼之微有豆腥味。纤维较多，成束，稀有单个散离，无色；细长，稍弯曲，壁极厚，非木化，初生壁与次生壁多分离，表面有较多不规则纵裂纹，孔沟不明显。纤维断端常纵裂成帚状。导管主为具缘纹孔导管，无色或淡黄绿色，导管分子（即导管细胞）甚短，具缘纹孔排列紧密，椭圆形、类方形或类斜方形。木栓细胞微黄绿色，表面观呈类多角形或类方形，垂周壁薄，有的呈细波状弯曲。厚壁细胞稀少，呈类三角形或类方形，壁厚，微木化，层纹可见，孔沟稀少。

## 3. 甘草根横切面

木栓层由数列至 20 余列排列整齐的扁平木栓细胞所组成，外侧为红棕色。皮层狭窄，由数列薄壁细胞所组成，有的细胞含红棕色物，胞腔内多含有草酸钙方晶和淀粉粒，有时可见纤维束和树脂状物。韧皮部射线宽广，多弯曲，常现裂隙，纤维多成束，周围薄壁细胞常含方晶；筛管群常因压缩而变形。形成层成环，束内形成层明显。木质部射线宽3～5列细胞；导管较大，常单个或2～3个成束；木纤维周围细胞也含方晶。根中心无髓，根茎中心有髓。

### 4. 甘草粉末

甘草粉末呈淡棕黄色。纤维成束，壁厚，周围薄壁细胞含方晶，形成晶纤维。方晶类双锥形、长方形或类方形，长至 $24\mu m$。具缘纹孔导管较大，稀有网纹导管。木栓细胞棕红色，壁薄，微木化。淀粉粒众多，多为单粒，直径 $3～10\mu m$，脐点点状或短缝状。

### 5. 黄柏横切面

（1）木栓组织：残留木栓细胞类长方形，含黄棕色物。

（2）皮层：狭窄，散有石细胞及纤维束，石细胞多分枝，壁厚，鲜黄色，层纹明显。有的石细胞周围的细胞含草酸钙方晶，形成晶鞘石细胞，含晶细胞壁不均匀增厚，木化。

（3）韧皮部：占组织的绝大部分，韧皮纤维束众多，排列成若干层带（称硬韧部），纤维壁极厚，鲜黄色，纤维束周围细胞含草酸钙方晶形成晶鞘纤维（每两个硬韧部之间称软韧部）。韧皮射线狭长，先端弯曲，宽2～4列细胞。

（4）黏液细胞：随处可见。

（5）薄壁细胞：含淀粉粒、草酸钙方晶。

关黄柏木栓细胞类方形，韧皮射线稍平直，宽1～4列细胞，先端略曲折。

### 6. 黄柏粉末

黄柏粉末呈鲜黄色。纤维多成束，稀单个散在，鲜黄色，多碎断，直径 $16～38\mu m$，壁甚厚，木化，孔沟短线形或不明显，胞腔狭细。纤维束周围细胞中含有草酸钙方晶，形成晶鞘纤维。石细胞鲜黄色，常数个相聚，稀单个散在，类圆形或分枝状，类圆形者直径 $35～128\mu m$，壁甚厚，层纹明显，孔沟短线形或不明显。草酸钙结晶较多，呈多面形、方形或棱形。黏液细胞多散离，类球形，直径可至 $85\mu m$。淀粉粒多存在于薄壁细胞中，单粒，类球形，脐点、层纹不明显，稀由2～3分粒组成复粒。木栓细胞呈淡黄棕色，表面观呈多角形。


## 三、理化鉴别

（1）黄芪：取黄芪粉末3g置烧杯中，加水30mL，浸渍过夜，滤过，取滤液1mL置干净试管中，加5%α-萘酚乙醇溶液5滴，摇匀，沿管壁缓缓加入浓硫酸 0.5mL，在试液与浓硫酸交界处出现紫红色环（糖类反应）。

（2）甘草：取本品粉末置白瓷板上，加 80％硫酸溶液数滴，显黄色，渐变为橙黄色（甘草甜素反应）。

另取甘草粉末 2g，加蒸馏水 10mL 煮沸，过滤，取滤液 2mL 于干净试管内，加 10％NaOH 溶液于水浴上微热，溶液由黄色变为橙红色。同样试验，改加 10％硫酸溶液使成酸性，溶液中有黄白色絮状沉淀产生（甘草次酸反应）。

## 【实验报告】

1. 绘制黄芪、甘草组织构造简图。
2. 绘制黄芪、甘草、黄柏粉末特征图。

## 【思考题】

1. 黄芪：观察根、饮片的性状特征，其形状、表面颜色、纹理及皮孔形状、质地、折断面特征如何，味道是否有豆腥味。
2. 甘草：观察根、根茎、饮片的性状特征，其形状、表面颜色、纹理及皮孔形状、质地、折断面特征、粉性如何，根与根茎如何区别，味道是否甜腻。
3. 如何从粉末显微特征上鉴别黄芪、甘草和黄柏？

# 实验八

# 双子叶植物生药（4）

## 【实验目的】

1. 了解五加科、伞形科、萝藦科等常用生药性状特征。
2. 熟悉人参、柴胡、当归的药材来源及性状鉴别。
3. 掌握人参、当归、香加皮的显微鉴别特征。

## 【实验材料、仪器及试剂】

材料：人参、三七、当归、柴胡、香加皮等药材。

当归根横切片、人参根横切片。

人参、当归、柴胡、香加皮粉末。

仪器：显微镜、酒精灯、教学成像系统、蒸发皿、试管、烧杯等。

试剂：斯氏液、95％乙醇、甲醇、三氯化锑、三氯甲烷、二甲氨基苯甲醛、磷酸等。

## 【实验内容】

### 一、性状鉴别

#### 1. 人参

主根纺锤形或圆柱形。表面淡黄白色或灰黄色，上部或全体有疏浅断续的横纹及明显的纵皱，下部有支根 2～3 条。根茎（芦头）长 1～4cm，直径 0.3～1.5cm，多拘挛而弯曲，上有茎痕（芦碗）数个，凹窝状，交互排列，有时有细长的不定根（艼）。全须生晒参着生多数须根，有的具细小不明显的疣状突起（珍珠疙瘩）。质坚硬，断面淡黄白色，形成层环棕黄色，皮部有黄棕色的点状树脂道及放射状裂隙。气特异，味微苦、甘。

### 2. 三七

主根呈类圆锥形或圆柱形，长 1～6cm，直径 1～4cm。表面灰褐色或灰黄色，有断续的纵皱纹和支根痕。顶端有茎痕，周围有瘤状突起。体重，质坚实，断面灰绿色、黄绿色或灰白色，木部微呈放射状排列。气微，味苦回甜。

### 3. 当归

本品略呈圆柱形，下部有支根 3～5 条或更多，长 15～25cm。表面黄棕色至棕褐色，具纵皱纹及横长皮孔样突起。根头（归头）直径 1.5～4cm，具环纹，上端圆钝，有紫色或黄绿色的茎痕及叶鞘的残基，主根（归身）表面凹凸不平；支根（归尾）直径 0.3～1cm，上粗下细，多扭曲，有少数须根痕。质柔韧，断面和饮片为黄白色或淡黄棕色，皮部厚，有裂隙及多数棕色点状分泌腔，木部色较淡，形成层环黄棕色。香气浓郁特异，味甘、辛、微苦。

### 4. 柴胡

（1）北柴胡：根圆柱形或长圆锥形，有分枝。根头膨大，顶端残留 3～15 个茎基或短纤维状叶基。表面棕褐色或浅棕色，有纵皱纹、支根痕及皮孔。质硬而韧，不易折断，断面显片状纤维性。皮部浅棕色，木部黄白色。气微香，味微苦。

（2）南柴胡：根常弯曲，分枝少，长 4～10cm，直径 2～6mm。表面黄棕色或红棕色，有深皱纹，近根头处有横向疣状突起，根头稍膨大，残留众多纤维状叶基，有时带幼嫩地上部分。质较脆，易折断，断面木部黄白色，裂片状，具败油气，味淡。

### 5. 香加皮

香加皮呈卷筒状或槽状，少数呈不规则的块片状，长 3～10cm，直径 1～2cm，厚 0.2～0.4cm。外表面灰棕色或黄棕色，栓皮松软常呈鳞片状，易剥落。内表面淡黄色或淡黄棕色，较平滑，有细纵纹。体轻，质脆，易折断，断面不整齐，黄白色。有特异香气，味苦。

## 二、显微鉴别

### 1. 人参根横切面

木栓层为数列细胞。栓内层窄。韧皮部外侧有裂隙，内侧薄壁细胞排列较紧密，有树脂道散在，内含黄色分泌物。形成层成环。木质部射线宽广，导管单个散在或数个相聚，断续排列成放射状，导管旁偶有非木化的纤维。薄壁细胞含草酸钙簇晶。

## 2. 人参粉末

人参粉末呈淡黄白色。树脂道碎片易见，含黄色块状分泌物。草酸钙簇晶直径 $20\sim68\mu m$，棱角锐尖。木栓细胞表面观类方形或多角形，壁细波状弯曲。网纹导管和梯纹导管直径 $10\sim56\mu m$。淀粉粒甚多，单粒类球形、半圆形或不规则多角形，直径 $4\sim20\mu m$，脐点点状或裂缝状；复粒由 $2\sim6$ 分粒组成。

## 3. 当归横切面

木栓层为数列细胞。皮层窄，有少数油室。韧皮部宽广，约占半径的 1/2，多裂隙，有多数分泌腔（主为油室，也有油管）散在，直径 $25\sim160\mu m$，外侧较大，向内渐小，周围分泌细胞 $6\sim9$ 个。形成层成环。木质部射线宽 $3\sim5$ 列细胞，导管单个散在或数个相聚，呈放射状排列。薄壁细胞含淀粉粒。

## 4. 当归粉末

当归粉末呈淡黄棕色。韧皮薄壁细胞呈纺锤形，壁稍厚，表面有微细的斜向交错纹理，有的具菲薄横隔。梯纹导管及网纹导管多见，有时可见油室和油管碎片。有木栓细胞、淀粉粒等。

## 5. 香加皮粉末

香加皮粉末呈淡棕色。草酸钙方晶直径 $9\sim20\mu m$。石细胞长方形或类多角形，直径 $24\sim70\mu m$。乳汁管含无色油滴状颗粒。木栓细胞棕黄色，多角形。淀粉粒甚多，单粒类圆形或长圆形，直径 $3\sim11\mu m$；复粒由 $2\sim6$ 分粒组成。


# 三、理化鉴别

## 1. 人参

取人参粉末约 0.5g 置于烧杯中，加 95% 乙醇 5mL，振摇 5 分钟，过滤。取滤液少量，置蒸发皿中蒸干，滴加三氯化锑的三氯甲烷饱和溶液，再蒸干，显紫色（人参皂苷）。

## 2. 柴胡

取柴胡粉末约 0.5g 置于试管中，加甲醇 10mL，振摇，放置 30 分钟，过滤。于滤液 0.5mL 中加二甲氨基苯甲醛的甲醇溶液（1：30）0.5mL 及磷酸 2mL，混匀，水浴加热，溶液显淡红色至淡红紫色（柴胡皂苷）。


# 【实验报告】

1. 绘制当归横切面组织构造简图及粉末特征图。

2. 绘制人参横切面组织构造简图及粉末特征图。

3. 绘制香加皮粉末特征图。

## 【思考题】

1. 野生人参资源破坏严重，树立"绿水青山就是金山银山"的生态文明理念，如何进行中药资源保护？

2. 人参、当归的性状鉴别要点是什么？

# 实验九

## 双子叶植物生药（5）

## 【实验目的】

1. 了解唇形科、玄参科、忍冬科常用生药性状特征。
2. 熟悉黄芩、薄荷、金银花、地黄的药材来源及性状鉴别特征。
3. 掌握薄荷、金银花的显微鉴别特征。

## 【实验材料、仪器及试剂】

材料：薄荷、黄芩、地黄、金银花等药材。
薄荷茎横切片。
薄荷、金银花粉末。
仪器：显微镜、紫外光灯、教学成像系统、硅胶 H 薄层板等。
试剂：斯氏液、蒸馏水、硫酸、甲醇等。

## 【实验内容】

## 一、性状鉴别

### 1. 薄荷

茎呈方柱形，有对生分枝，长 15～40cm，直径 0.2～0.4cm；表面紫棕色或淡绿色，棱角处有茸毛，节间长 2～5cm；质脆，断面白色，髓部中空。叶对生，有短柄；叶片皱缩卷曲，完整者展平后呈宽披针形、长椭圆形或卵形，长 2～7cm，宽 1～3cm；上表面深绿色，下表面灰绿色，稀被茸毛，有凹点状腺鳞。轮伞花序腋生，花萼钟状，先端 5 齿裂，花冠淡紫色。叶轻揉后有特殊清凉香气。味辛凉。

### 2. 黄芩

圆锥形，扭曲，长 8～25cm，直径 1～3cm。表面棕黄色或深黄色，有稀疏的疣状细根痕，上部较粗糙，有扭曲的纵皱纹或不规则网纹，下部有顺纹和细皱纹。质硬而脆，易折断，断面黄色，中间红棕色，老根中间呈暗棕色或棕黑色，枯朽状或已成空洞。气微，味苦。

### 3. 金银花

花蕾呈棒状，略弯曲，长 2～3cm，上部直径约 3mm，下部直径约 1.5mm。表面黄白色或绿白色（久贮色深），密被毛茸。花萼绿色，先端 5 裂，裂片有毛；花冠筒上部稍开裂成二唇状，雄蕊 5，附于筒壁，子房无毛。气清香，味淡，微苦。

### 4. 生地黄

生地黄多呈不规则的团块状或长圆形，中间膨大，两端稍细，有的细小，长条状，稍扁而扭曲，长 6～12cm，直径 2～6cm。表面棕黑色或棕灰色，极皱缩，具不规则的横曲纹。体重，质较软而韧，不易折断，断面棕黄色至黑色或乌黑色，有光泽，具黏性。气微，味微甜。

## 二、显微鉴别

### 1. 薄荷茎横切面

薄荷茎横切面呈四方形，表皮为 1 列长方形细胞，外被角质层，有扁球形腺鳞、单细胞头的腺毛和非腺毛。皮层为数列薄壁细胞，排列疏松。四角有明显的棱脊，其内侧有 10 余列厚角细胞。内皮层 1 列，凯氏点清晰可见。维管束位于四角处发达，与相邻两角间具数个小维管束。韧皮部细胞狭窄。形成层成环。木质部在四棱处发达，射线宽窄不一。髓部由大型薄壁细胞组成，中心常有空隙。薄壁细胞中含橙皮苷结晶。

### 2. 薄荷粉末

薄荷粉末呈淡黄绿色，微有香气。腺鳞由头、柄部组成。头部顶面观球形，侧面观扁球形，直径 60～100μm，由 6～8 个分泌细胞组成，内含淡黄色分泌物，柄极短，单细胞。小腺毛头部椭圆形，单细胞，直径 15～26μm，内含淡黄色分泌物，柄多为单细胞。非腺毛完整者由 1～8 个细胞组成，常弯曲，壁厚 2～7μm，外壁有细密疣状突起。叶片上表皮细胞表面观不规则形，垂周壁略弯曲；下表皮细胞垂周壁波状弯曲，细胞中常含淡黄色橙皮苷结晶，气孔直轴式。尚有茎表皮细胞、导管、木纤维等。

### 3. 金银花粉末

金银花粉末呈浅黄棕色或黄绿色。

腺毛多见。有两种：一种头部倒圆锥形，顶部平坦，约 10～30 个细胞，排成 2～4 层，柄 2～5 个细胞；另一种头部类圆形或扁圆形，约 6～20 个细胞，柄 2～4 个细胞。

非腺毛有两种：一种为厚壁性，多为单细胞，表面有微细疣状突起，有的具角质螺纹；另一种为薄壁性，单细胞，甚长，弯曲或皱缩。

花粉粒类球形，表面有细密短刺及颗粒状雕纹，具 3 孔沟。

草酸钙簇晶多见，常存在于萼筒组织中，或存在于薄壁细胞中。

## 三、理化鉴别

### 1. 薄荷

取薄荷的粉末少许，经微量升华的油状物，镜检，有针簇状薄荷醇结晶析出，加硫酸 2 滴及香草醛结晶少量，初显黄色至橙黄色，再加蒸馏水 1 滴，即变紫红色。

### 2. 金银花

取金银花粉末的甲醇提取液，与绿原酸共薄层展开，紫外光灯下检视，供试品色谱与对照品相应的位置上显相同颜色的斑点。

## 【实验报告】

1. 绘制薄荷横切面组织构造简图及粉末特征图。
2. 绘制金银花粉末特征图。

## 【思考题】

1. 薄荷的性状鉴定和显微鉴定的要点是什么？
2. 黄芩：观察其形状、根头有无茎残基、表面颜色、纹理、质地、折断面、饮片皮部与木部的颜色如何，有无枯朽或中空。如何区别“子芩”和“枯芩”？其气、味如何？
3. 金银花的性状鉴别要点和粉末的显微特征是什么？

# 实验十

# 双子叶植物生药（6）

## 【实验目的】

1. 了解桔梗科、菊科常用生药性状特征。
2. 熟悉党参、红花、苍术的药材来源及性状鉴别特征。
3. 掌握党参、红花、苍术的显微鉴别特征。

## 【实验材料、仪器及试剂】

**材料**：党参、红花、苍术等药材。

党参横切片。

党参、红花、苍术粉末。

**仪器**：显微镜、酒精灯、紫外光灯、教学成像系统、硅胶 G 薄层板、滤纸等。

**试剂**：斯氏液、蒸馏水、乙醇、甲醇、石油醚、丙酮、10％硫酸乙醇、对照品水合氯醛溶液等。

## 【实验内容】

## 一、性状鉴别

### 1. 党参

（1）党参：呈长圆柱形，稍弯曲，长 10～35cm，直径 0.4～2cm。表面灰黄色、黄棕色至灰棕色，根头部有多数疣状突起的茎痕及芽，习称"狮子盘头"，每个茎痕的顶端呈凹下的圆点状；根头下有致密的环状横纹，向下渐稀疏，有的达全长的一半，栽培品环状横纹少或无；全体有纵皱纹和散在的横长皮孔样突起，支根断落处常有黑褐色胶状物。质稍柔软或稍硬而略带韧性，断面稍平坦，有裂隙或放射状纹理，皮部淡棕黄色至黄棕色，木部淡黄色至黄色。有特殊香气，味微甜。

（2）素花党参（西党参）：长10～35cm，直径0.5～2.5cm。表面黄白色至灰黄色，根头下致密的环状横纹常达全长的一半以上。断面裂隙较多，皮部灰白色至淡棕色。

（3）川党参：长10～45cm，直径0.5～2cm。表面灰黄色至黄棕色，有明显不规则的纵沟。质较软而结实，断面裂隙较少，皮部黄白色。

### 2. 红花

本品为不带子房的管状花，长1～2cm，橙红色或红色。花冠筒细长，先端5裂，裂片狭线形，长5～8mm；聚药雄蕊，黄白色；柱头长圆柱形，露出于花药筒外，顶端微分叉。质轻，柔软。气微香，味微苦。

### 3. 苍术

（1）茅苍术：呈不规则连珠状或结节状圆柱形，略弯曲，偶有分枝，长3～10cm，直径1～2cm。表面灰棕色，有皱纹、横曲纹及残留的须根，顶端具茎痕及残留的茎基。质坚实，断面黄白色或灰白色，散有多数橙黄色或棕红色油点，习称"朱砂点"，暴露稍久，常可析出白毛状结晶，习称"起霜"或"吐脂"。香气特异，味微甘、辛、苦。

（2）北苍术：呈疙瘩块状或结节状圆柱形，长4～9cm。表面棕黑色，除去外皮者黄棕色。质较疏松，断面散有黄棕色油点，无白毛状结晶析出。香气较淡，味辛、苦。

## 二、显微鉴别

### 1. 党参横切面

木栓层为数列至10数列细胞，外侧有石细胞。韧皮部宽广，外侧有裂隙，散有淡黄色乳汁管群，与筛管群交互排列。形成层成环。木质部导管单个散在或数个相聚，呈放射状排列。薄壁细胞内含菊糖及淀粉粒。

### 2. 党参粉末

党参粉末呈黄白色，有特殊香气，味微甜。粉末用水合氯醛装置（不加热）观察，薄壁组织细胞中可见菊糖结晶，无色呈扇形，表面具放射状线纹。石细胞较多，几无色，单个散在或数个成群，或与木栓细胞相连结；呈多角形、类方形、长方形或短梭形，大多一端或一边尖突，或略呈分枝状，偶有呈短纤维状，壁厚，木化，纹孔稀疏，孔沟明显，有的胞腔内含棕色物。导管主为梯状或网状的具缘纹孔导管。乳汁管内及周围细胞中充满油滴状物及细颗粒状物。木栓细胞表面观呈类多角形，垂周壁薄，微弯曲。淀粉粒稀少，单粒类球形。

### 3. 红花粉末

橙黄色至橙红色。分泌细胞呈长管道状，通常位于螺纹导管旁，直径 $5\sim66\mu m$，内含黄色或红棕色分泌物。花粉粒深黄色，类圆形或椭圆形，直径 $36\sim60\mu m$，具 3 个萌发孔，外壁有短刺及疣状饰纹。花柱碎片深黄色，表皮细胞突出成单细胞毛，呈长圆锥形。草酸钙方晶存在于薄壁细胞中，呈方形或长方形，直径 $2\sim6\mu m$，长约至 $14\mu m$。此外，可见花冠裂片顶端表皮细胞呈乳头状突起；花粉囊内壁细胞有 $2\sim3$ 条纵向增厚；药隔网纹细胞呈长条形；花药基部细胞排列整齐，呈类方形。

### 4. 苍术粉末

苍术粉末呈棕色。草酸钙结晶细小，长 $5\sim30\mu m$，不规则地充塞于薄壁细胞中。纤维大多成束，长梭形，直径 $40\mu m$，壁甚厚，木化。石细胞甚多，有时与木栓细胞连结，多角形、类圆形或类长方形，直径 $20\sim80\mu m$，壁极厚。导管具缘纹孔，网纹。菊糖多见，表面呈放射状纹理。

## 三、理化鉴别

### 1. 红花

取红花粉末 1g，加乙醇 10mL，浸渍。浸出液内悬挂一滤纸条，5 分钟后把滤纸条放入蒸馏水中，随即取出，滤纸条上部显淡黄色，下部显淡红色。

### 2. 苍术

取苍术粉末 0.8g，加甲醇 10mL，超声处理 15 分钟，滤过，取滤液作为供试品溶液。另取苍术对照药材 0.8g，同法制成对照药材溶液。再取苍术素对照品，加甲醇制成每 1mL 含 0.2mg 苍术素的溶液，作为对照品溶液。吸取供试品溶液和对照药材溶液各 $6\mu L$、对照品溶液 $2\mu L$，分别点于同一硅胶 G 薄层板上，以石油醚（$60\sim90℃$）-丙酮（9：2）为展开剂，展开，取出，晾干，喷以 10％硫酸乙醇溶液，加热至斑点显色清晰。供试品色谱中，在与对照药材色谱和对照品色谱相应的位置上，显相同颜色的斑点。

## 【实验报告】

1. 绘制党参横切面组织构造简图及主要粉末特征图。

2. 绘制苍术粉末特征图。

## 【思考题】

1. 党参的性状鉴定和显微鉴定的要点是什么？
2. 苍术的性状鉴别要点和粉末的显微特征分别是什么？

# 实验十一

# 单子叶植物生药

## 【实验目的】

1. 了解姜科、天南星科、百合科、兰科常用生药性状特征。
2. 熟悉半夏、川贝母、砂仁、天麻的药材来源及性状鉴别要点。
3. 掌握半夏、天麻的显微鉴别特征。

## 【实验材料、仪器及试剂】

**材料**：半夏、天麻、川贝母、砂仁等药材。

半夏横切片、阳春砂种子横切片、天麻横切片。

半夏、阳春砂种子、天麻粉末。

**仪器**：显微镜、紫外光灯、教学成像系统、滤纸等。

**试剂**：斯氏液、碘液、茚三酮、50％乙醇、甲醇、蒸馏水、水合氯醛溶液等。

## 【实验内容】

## 一、性状鉴别

### 1. 半夏

呈类球形，有的稍偏斜，直径 0.7～1.6cm。表面白色或浅黄色，顶端有凹陷的茎痕，周围密布麻点状根痕；下面钝圆，较光滑。质坚实，断面洁白，富粉性。气微，无臭，味辛辣，麻舌而刺喉。

### 2. 川贝母

鳞茎圆锥形或心脏形，直径 4～6mm，高 4～8mm。表面类白色；外层两枚鳞叶大小悬殊，大鳞叶紧裹小鳞叶，小鳞叶露出部分呈新月形，习称"怀中抱月"（松贝），或两枚鳞叶大小相近，相对抱合不紧，习称"观音合掌"（青贝），顶端较尖或钝圆，闭合或开裂，底部较平整，有的不甚平整。味微苦。

### 3. 砂仁

（1）阳春砂、绿壳砂：呈椭圆形或卵圆形，有不明显的三棱，长 1.5～2cm，直径 1～1.5cm。表面棕褐色，密生刺状突起，顶端有花被残基，基部常有果梗。果皮薄而软。种子集结成团，具三钝棱，中有白色隔膜，将种子团分成 3 瓣，每瓣有种子 5～26 粒。种子为不规则多面体，直径 2～3mm；表面棕红色或暗褐色，有细皱纹，外被淡棕色膜质假种皮；质硬，胚乳灰白色。气芳香而浓烈，味辛凉、微苦。以种子饱满、色紫红、有光泽、香气浓者为佳。

（2）海南砂：呈长椭圆形或卵圆形，有明显的三棱，长 1.5～2cm，直径 0.8～1.2cm。表面被片状、分枝的软刺，基部具果梗痕。果皮厚而硬。种子团较小，每瓣有种子 3～24 粒；种子直径 1.5～2mm。气味稍淡。

### 4. 天麻

块茎长椭圆形。表面黄白色，略透明，有不规则纵皱纹和由潜伏芽排列成的多轮横环纹，有时可见棕黑色菌索，顶端有残留茎基（春麻），或为红棕色鹦哥嘴状顶芽（冬麻），末端有圆脐状疤痕。质坚实，不易折断，断面较平坦，角质样，黄白色或淡棕色。气微，味甘。

## 二、显微鉴别

### 1. 半夏横切面

表皮多数残存，其内侧为 10 余列木栓细胞。基本薄壁组织中散布有多数外韧型及周木型维管束。薄壁细胞中含淀粉粒，尤以内侧的含淀粉粒较多。黏液细胞随处可见，椭圆形，内含草酸钙针晶束。

### 2. 半夏粉末

半夏粉末呈类白色。草酸钙针晶众多，散在或成束存在于黏液细胞中，针晶长 20～144$\mu$m。淀粉粒众多，单粒类圆形、半圆形或圆多角形，直径 2～20$\mu$m，脐点呈裂缝状、星状或人字形。复粒由 2～6 分粒组成。螺纹导管直径 10～24$\mu$m。

### 3. 阳春砂种子横切面

假种皮有时残存。种皮表皮细胞 1 列，径向延长，壁稍厚；下皮细胞 1 列，含棕色或红棕色物。油细胞层为 1 列油细胞，长 76～106$\mu$m，宽 16～

$25\mu m$，含黄色油滴。色素层为数列棕色细胞，细胞多角形，排列不规则。内种皮为1列栅状厚壁细胞，黄棕色，内壁及侧壁极厚，细胞小，内含硅质块。外胚乳细胞含淀粉粒，并有少数细小草酸钙方晶。内胚乳细胞含细小糊粉粒和脂肪油滴。

### 4. 阳春砂种子粉末

阳春砂种子粉末灰棕色。内种皮厚壁细胞红棕色或棕黄色，表面观多角形，壁厚，非木化，胞腔内含硅质块；断面观为1列栅状细胞，内壁及侧壁极厚，胞腔偏外侧，内含硅质块。种皮表皮细胞淡黄色，表面观长条形，常与下表皮细胞上下层垂直排列；下表皮细胞含棕色或红棕色物。色素层细胞皱缩，界限不清楚，含红棕色或深棕色物。外胚乳细胞类长方形或不规则形，充满细小淀粉粒集结成的淀粉团，有的包埋有细小草酸钙方晶。内胚乳细胞含细小糊粉粒和脂肪油滴。油细胞无色，壁薄，偶见油滴散在。

### 5. 天麻横切面

表皮有残留，下表皮由2~3列切向延长的栓化细胞组成。皮层为10数列多角形细胞，有的含草酸钙针晶束。较老块茎皮层与下皮相接处有2~3列椭圆形厚壁细胞，木化，纹孔明显。中柱占绝大部分，有小型周韧维管束散在；薄壁细胞亦含草酸钙针晶束。

### 6. 天麻粉末

天麻粉末呈黄白色至黄棕色。厚壁细胞表面观呈多角形或类椭圆形，直径 $70\sim180\mu m$，壁厚 $3\sim8\mu m$，木化，纹孔明显。草酸钙针晶成束或散在，长 $25\sim93\mu m$。螺纹、网纹及环纹导管直径 $8\sim30\mu m$。含有糊化的多糖类物的薄壁细胞较大，无色或微灰棕色，有的隐约可见长卵形颗粒，遇碘液显棕色或淡棕紫色，遇水合氯醛溶液则颗粒溶解。


## 三、理化鉴别


### 1. 半夏

取半夏粉末 1g，以 50% 乙醇温浸，滤液浓缩至 2mL，滤液加 0.2% 茚三酮试剂，煮沸数分钟后，溶液显蓝紫色。取滤液点样于滤纸上，以甲醇展开，喷茚三酮试剂，烘干后显蓝紫色斑点（氨基酸反应）。

### 2. 天麻

取天麻粉末 1g，加蒸馏水 10mL，浸渍 4 小时，随时振摇，滤过。滤液加碘液 2~4 滴，显紫红色至酒红色。

**【实验报告】**

    1. 绘制半夏粉末特征图。

    2. 绘制天麻粉末特征图。

**【思考题】**

    1. 简述半夏的性状鉴定和显微鉴定的要点、半夏的不同炮制方法。

    2. 天麻的性状鉴别要点和粉末的显微特征分别是什么？

# 实验十二

# 动物类及矿物类生药

## 【实验目的】

1. 了解动物类、矿物类常用生药性状特征。
2. 熟悉鹿茸、牛黄的基源及性状鉴别方法。
3. 掌握蟾酥、牛黄的理化鉴别方法。

## 【实验仪器、试剂及材料】

**药材**：鹿茸、牛黄、羚羊角、蟾酥、地龙、珍珠、全蝎、僵蚕、蛤蚧、金钱白花蛇、蕲蛇、乌梢蛇、朱砂、自然铜、雄黄、滑石、胆矾、石膏、龙骨、炉甘石等。

**蟾酥、牛黄粉末。**

**仪器**：试管、试管夹、蒸发皿、酒精灯。

**试剂**：甲醇、对二甲氨基苯甲醛、硫酸、氯仿、醋酐、浓硫酸、蒸馏水、冰醋酸、硝酸、氨水等。

## 【实验内容】

## 一、动物类生药性状鉴别

### 1. 鹿茸

花鹿茸：呈圆柱状分枝，具有 1 个分枝者习称"二杠"，主枝习称"大挺"，长 17～20cm，枝顶钝圆；离锯口约 1cm 处分出侧枝，习称"门庄"。外皮红棕色或棕色，密被红黄色或棕黄色细茸毛。分岔间具 1 条灰黑色筋脉。锯口面黄白色，外围无骨质，中间密布蜂窝状细孔。"三岔"具 2 个侧枝，大挺长 23～33cm，直径较二杠细，略呈弓形而微扁。体轻，气微腥，味微咸。

马鹿茸：较花鹿茸粗大，分枝较多，侧枝 1 个者习称"单门"，2 个者习称"莲花"，3 个者习称"三岔"，4 个者习称"四岔"或更多。

### 2. 牛黄

胆黄多呈卵形、类球形、三角形或四方形，大小不一，直径 0.6～3（4.5）cm，少数呈管状或碎片。表面黄红色至棕黄色，有的表面挂有一层黑色光亮的薄膜，习称"乌金衣"，有的粗糙，具疣状突起，有的具龟裂纹。体轻，质酥脆，易分层剥落，断面金黄色，可见细密的同心层纹，有的夹有白心。气清香，味苦而后甘，有清凉感，嚼之易碎，不粘牙；其水溶液涂于指甲上，能将指甲染成黄色，习称"挂甲"。

### 3. 羚羊角

长圆锥形，略呈弓形弯曲。表面类白色或黄白色，嫩者角尖多为黑棕色。嫩枝对光透视可见"血丝"。下部有 10～16 个隆起的环脊，习称"水波纹"，间距约 2cm，用手握之，四指刚好嵌入凹处，习称"合把"。角基部横截面类圆形，内有长圆锥形角柱，习称"骨塞"或"羚羊塞"。对光透视，上部无骨塞部分中心有 1 条略呈扁三角形的细孔直通角尖，习称"通天眼"。

### 4. 蟾酥

扁圆形团块或饼状，片蟾酥呈薄片状。棕褐色、红棕色或紫黑色。团块状者质坚，不易折断，断面棕褐色，角质状，微有光泽；片状者质脆，易碎，断面红棕色，半透明。气微腥，味初甜而后有持久的麻辣感，粉末嗅之作嚏。

### 5. 地龙

长条状薄片，边缘略卷。全体有多数明显的环节，背部棕褐色至紫灰色，腹部浅黄棕色；第 14～16 环节为生殖环带，习称"白颈"。

### 6. 珍珠

呈类球形、卵圆形、长圆形、棒状或不规则形。表面类白色、浅粉红色、浅蓝色或浅黄绿色，半透明，光滑或微有凹凸，具特有的彩色光泽。

天然珍珠形较圆，表面多平滑细腻，洁白如玉，内外一色。

淡水养殖的珍珠外形不规则，比天然品颗粒大，多为长粒状，大多数带有瘤结，断面中央有异物。

### 7. 全蝎

头胸部与前腹部呈扁平长椭圆形，后腹部呈尾状。头胸部呈绿褐色，前端可见 1 对短小的螯肢和 1 对较长大的钳状脚须。背面覆有梯形背甲，腹面有足 4 对。后腹部 6 节，末节有锐钩状毒刺。

### 8. 僵蚕

类圆柱形，多弯曲皱缩。表面灰白色或黄白色，被有白色粉霜状物，腹面有足 8 对，呈突起状。断面平坦，外层白色，中间棕色或黑色，有光泽，习称"胶口镜面"。

### 9. 蛤蚧
头尾四足均由竹片撑直，呈扁平状。背部灰黑色或银灰色，有黄白色或灰绿色斑点（进口蛤蚧为橙红色，斑点多且明显）。尾细长而坚实，与背部颜色相同，有 6～7 个不甚明显的银灰色环带。

### 10. 金钱白花蛇
呈圆盘状，蛇头近于长方形，黑色光滑而亮泽，盘在中间，盘径 3～6cm。背部黑色或灰黑色，微有光泽，有 45～58 个黑白相间的环纹。背鳞通身 15 行，光滑细密，略呈菱形。

### 11. 蕲蛇
呈圆盘状，头呈三角形而扁平，吻端向上翘起，习称"翘鼻头"。背部红棕色，两侧各有黑褐色与浅棕色组成的"V"形斑纹 17～25 个，其"V"形的两上端在背中线上相接，形成一系列连贯相接的斜方纹，习称"方胜纹"。腹部灰白色，鳞片较大，有多数类圆形的黑斑，习称"连珠斑"。尾部骤细，末端有三角形深灰色的角质鳞片 1 枚，习称"佛指甲"。

### 12. 乌梢蛇
呈圆盘状，盘径约至 16cm，长可达 2m。表面黑褐色或绿黑色，密被菱形鳞片。背鳞 14～16 行，背中央 2～4 行鳞片强烈起棱，形成两条纵贯全体的黑线。尾部渐细而长，尾下鳞双行。

## 二、矿物类生药性状鉴别

### 1. 朱砂
呈颗粒状或块片状。鲜红色或暗红色，条痕朱红色至红褐色，具光泽，半透明。体重，质脆，粉末状者有闪烁的光泽。硬度 2～2.5，相对密度 8.09～8.20。商品分为：①朱宝砂。呈细小颗粒或粉末状，鲜红色，明亮。②镜面砂。多呈斜方形，长条形片状，大小薄厚不等，直径 1.0～15cm，厚 0.2～0.3cm，光亮如镜。③豆瓣砂。形如豆瓣状，方圆形块状，多棱角，赤红色，有光亮。

### 2. 自然铜
方块形，直径 0.2～2.5cm。表面亮黄色，有金属光泽，有的表面由于氧化成氧化铁而呈棕褐色，无金属光泽，具条纹。条痕色棕黑色或黑绿色。体重，质硬稍脆，易砸碎，硬度 6～6.5，相对密度 4.9～5.2。断面黄白色，有金属光泽，或棕褐色，可见银白色亮星。

### 3. 雄黄

块状或粒状集合体，呈不规则块状。深红色或橙红色，条痕淡橘红色，晶面具金刚石样光泽。质脆，易碎，断面具油脂光泽。微有特异的臭气。

### 4. 滑石

多为块状集合体，呈不规则块状。白色、黄白色或淡蓝灰色，有蜡样光泽。质软，细腻，手摸有滑润感，无吸湿性，置水中不崩散。硬度约为1，条痕白色，用指甲可以刮下白粉。

### 5. 石膏

长块状、板块状或不规则块状。白色、灰白色或淡黄色，半透明。上下两面较平坦，无纹理和光泽，纵断面具纤维状纹理和绢丝样光泽。质较松软，硬度 1.5～2，相对密度 2.3，指甲能刻划，条痕白色。

### 6. 胆矾

不规则的块状结晶体，半透明至透明，具玻璃样光泽，深蓝或淡蓝色。硬度 2.5，相对密度 2.1～2.3。条痕无色或带浅蓝色，断口贝壳状。

### 7. 龙骨

龙骨为古代哺乳动物的骨骼化石。骨骼状或已破碎呈不规则的块状，大小不一。外表面白色、灰白色、黄白色或浅棕色，较平滑，有的具纹理或裂隙，或具棕色条纹和斑点。质硬，砸碎后的断面不平坦，有的中空，色白或黄白，细腻呈粉质。关节处膨大，断面常具蜂窝状小孔。吸湿性强，以舌舔之有吸力。无臭，无味。本品在无色火焰中灼烧，应不发烟，不变黑，无异臭。以质硬、色白、吸湿力强者为佳。

五花龙骨为象类动物的门齿化石。呈不规则块状，大小不一，亦可见圆柱状或破开的圆柱状，长短不一，直径 6～25cm。全体呈灰白色、黄白色或淡黄棕色，夹有蓝灰色和红棕色深浅粗细不同的花纹。质硬，较酥脆，易片状剥落，吸湿性强，以舌舔之有吸力。无臭，味淡。

### 8. 炉甘石

呈不规则块状、圆形或扁平形，大小不一。表面白色，淡红色或黄褐色，凹凸不平，多孔，似蜂窝状。暗淡无光泽，半透明。体轻，质松易碎，硬度5，相对密度 4.1～4.5，条痕白色。断面灰白色或淡棕色，有吸湿性。无臭，味淡。

## 三、理化鉴定

### 1. 蟾酥

（1）本品断面沾水，即呈乳白色隆起。

（2）取粉末 0.1g，加甲醇 5mL，浸泡 1 小时，过滤，滤液加对二甲氨基苯甲醛固体少许，再加硫酸数滴，即显蓝紫色。（检查吲哚类化合物）

（3）取粉末 0.1g，加氯仿 5mL，浸泡 1 小时，过滤，滤液蒸干，残渣加少量醋酐溶解，再缓缓滴加浓硫酸，初显蓝紫色，渐变蓝绿色。（检查甾醇类化合物）

## 2. 牛黄

（1）取粉末少许，加清水调和，涂于指甲上，使得指甲染黄，习称"挂甲"。

（2）取牛黄粉末少许置于试管，加冰醋酸 3mL 显绿色，冷却后沿试管壁小心滴加等体积的硫酸，下层无色，上层绿色，两层相接处显红色环。加硫酸显绿色，加硝酸显红色，加氨水显黄褐色。（检查胆红素和甾体化合物）

## 【实验报告】

1. 简述蟾酥理化鉴定结果。
2. 简述牛黄理化鉴定结果。

## 【思考题】

1. 朱砂和雄黄的主要成分是什么？
2. "乌金衣"和"挂甲"分别是什么意思？
3. 牛黄理化鉴定的现象是什么？

# 实验十三

# 川贝母的 DNA 分子鉴定

## 【实验目的】

1. 了解 DNA 分子标记技术在生药鉴定中的应用。
2. 掌握从川贝母中提取 DNA 的方法和原理。

## 【实验材料、仪器及试剂】

**材料**：川贝母、浙贝母。

**仪器**：PCR 仪、乳钵、离心管、恒温水箱、高速离心机、凝胶电泳仪、凝胶成像分析系统等。

**试剂**：75% 乙醇、1.5% 琼脂糖溶液、液氮、新型广谱植物基因组 DNA 快速提取试剂盒、灭菌超纯水等。

## 【实验内容】

### 一、性状鉴别

#### 1. 川贝母

（1）松贝：呈类圆锥形或近球形，高 0.3～0.8cm，直径 0.3～0.9cm。表面类白色。外层鳞叶 2 瓣，大小悬殊，大瓣紧抱小瓣，未抱部分呈新月形，习称"怀中抱月"；顶部闭合，内有类圆柱形、顶端稍尖的心芽和小鳞叶 1～2 枚；先端钝圆或稍尖，底部平，微凹入，中心有 1 灰褐色的鳞茎盘，偶有残存须根。质硬而脆，断面白色，富粉性。气微，味微苦。

（2）青贝：呈类扁球形，高 0.4～1.4cm，直径 0.4～1.6cm。外层鳞叶 2 瓣，大小相近，相对抱合，顶部开裂，内有心芽和小鳞叶 2～3 枚及细圆柱形的残茎。

（3）炉贝：呈长圆锥形，高 0.7～2.5cm，直径 0.5～2.5cm。表面类白色或浅棕黄色，有的具棕色斑点。外层鳞叶 2 瓣，大小相近，顶部开裂而略尖，基部稍尖或较钝。

（4）栽培品：呈类扁球形或短圆柱形，高 0.5～2cm，直径 1～2.5cm。表面类白色或浅棕黄色，稍粗糙，有的具浅黄色斑点。外层鳞叶 2 瓣，大小相近，顶部多开裂而较平。

## 2. 浙贝母

（1）大贝：为鳞茎外层的单瓣鳞叶，略呈新月形，高 1～2cm，直径 2～3.5cm。外表面类白色至淡黄色，内表面白色或淡棕色，被有白色粉末。质硬而脆，易折断，断面白色至黄白色，富粉性。气微，味微苦。

（2）珠贝：为完整的鳞茎，呈扁圆形，高 1～1.5cm，直径 1～2.5cm。表面黄棕色至黄褐色，有不规则的皱纹；或表面类白色至淡黄色，较光滑或被有白色粉末。质硬，不易折断，断面淡黄色或类白色，略带角质状或粉性；外层鳞叶 2 瓣，肥厚，略似肾形，互相抱合，内有小鳞叶 2～3 枚和干缩的残茎。

# 二、聚合酶链式反应-限制性酶切片段长度多态性（PCR-RFLP）方法

## 1. 模板 DNA 提取

取川贝母 0.1g，依次用 75% 乙醇 1mL、灭菌超纯水 1mL 清洗，吸干表面水分，置乳钵中研磨成极细粉。取 20mg，置 1.5mL 离心管中，用新型广谱植物基因组 DNA 快速提取试剂盒提取 DNA［加入缓冲液 AP1 400μL 和 RNA 酶溶液（10mg/mL）4μL，涡旋振荡，65℃ 水浴加热 10 分钟，加入缓冲液 AP2 130μL，充分混匀，冰浴冷却 5 分钟，离心（转速为 14000r/min）10 分钟；吸取上清液转移入另一离心管中，加入 1.5 倍体积的缓冲液 AP3/E，混匀，加到吸附柱上，离心（转速为 13000r/min）1 分钟，弃去过滤液，加入漂洗液 700μL，离心（转速为 12000r/min）30 秒，弃去过滤液；再加入漂洗液 500μL，离心（转速为 12000r/min）30 秒，弃去过滤液；再离心（转速为 13000r/min）2 分钟，取出吸附柱，放入另一离心管中，加入 50μL 洗脱缓冲液，室温放置 3～5 分钟，离心（转速为 12000r/min）1 分钟，将洗脱液再加入吸附柱中，室温放置 2 分钟，离心（转速为 12000r/min）1 分钟］。取洗脱液，作为供试品溶液，置 4℃ 冰箱中备用。另取川贝母对照药材 0.1g，同法制成对照药材模板 DNA 溶液。

## 2. PCR-RFLP反应

（1）PCR-RFLP反应：鉴别引物为5′CGTAACAAGGTTT-CCGTAG-GTGAA3′和5′GCTACGTTCTTCATCGAT3′。在200μL离心管中进行PCR反应，反应总体积为30μL，反应体系包括10×PCR缓冲液3μL，二氯化镁（25mmol/L）2.4μL，dNTP（10mmol/L）0.6μL，鉴别引物（30μmol/L）各0.5μL，高保真 Taq DNA 聚合酶（5U/μL）0.2μL，模板1μL，无菌超纯水21.8μL。将离心管置PCR仪，PCR反应参数设置为：95℃预变性4分钟，循环反应30次（95℃30秒，55～58℃ 30秒，72℃ 30秒），72℃延伸5分钟。取PCR反应液，置500μL离心管中，进行酶切反应，反应总体积为20μL，反应体系包括10×酶切缓冲液2μL，PCR反应液6μL，Sma Ⅰ（10U/μL）0.5μL，无菌超纯水11.5μL，酶切反应在30℃水浴反应2小时。另取无菌超纯水，同法上述PCR-RFLP反应操作，作为空白对照。

（2）电泳检测：照琼脂糖凝胶电泳法[《中国药典》(2025年版)通则0541]，胶浓度为1.5%，胶中加入核酸凝胶染色剂GelRed；供试品与对照药材酶切反应溶液的上样量为8μL，DNA分子量标记上样量为1μL（0.5μg/μL）。电泳结束后，取凝胶片在凝胶成像仪上或紫外透射仪上检视。供试品凝胶电泳图谱中，在与对照药材凝胶电泳图谱相应的位置上，在100～250bp处应有两条DNA条带，空白对照无条带。

## 【实验报告】

记录实验步骤与鉴定结果。

## 【思考题】

1. 聚合酶链式反应-限制性酶切片段长度多态性方法鉴别川贝母的原理是什么？

2. DNA提取过程中应该注意什么？

3. 川贝母来源复杂，价格差异大，如何进行川贝母传统经验鉴别和现代DNA分子鉴定？

# 实验十四

# 中成药的显微鉴定

## 【实验目的】

1. 熟悉中成药的显微鉴别方法和操作步骤。
2. 掌握六味地黄丸的显微鉴别特征。

## 【实验材料、仪器及试剂】

**材料：** 六味地黄丸。

山药、茯苓、熟地黄、牡丹皮、山茱萸、泽泻药材粉末。

**仪器：** 生物显微镜、目镜测微尺、镊子、解剖针、载玻片、盖玻片、显微量尺等。

**试剂：** 水合氯醛试剂、稀甘油溶液、甘油醋酸溶液、间苯三酚溶液、浓盐酸等。

## 【实验内容】

### 一、处方分析

将六味地黄丸处方中的各味原料药按照药用部位分类，然后将其粉末中的显微特征进行罗列。根据原料药在处方中的剂量、粉碎度等因素，确定专属性的鉴别特征并进行显微分析。

### 二、六味地黄丸的显微鉴定

取供试品 1 丸，切开，用解剖针或镊子在中心处取供试品少许，放于载玻片上，加水研匀，分别用水装片、制水合氯醛透化片和间苯三酚-浓盐酸染色片，鉴别山药、茯苓、熟地黄、牡丹皮、山茱萸、泽泻。

六味地黄丸中山药的专属性鉴别特征为单粒淀粉粒和较长的草酸钙针晶束，茯苓的专属性鉴别特征为无色团块和菌丝，熟地黄的专属性鉴别特征为含有棕色核状物的灰棕色至深褐色薄壁细胞，牡丹皮的专属性鉴别特征为在细胞中排列成行的草酸钙簇晶和木栓细胞，山茱萸的专属性鉴别特征为橙黄色果皮表皮细胞，泽泻的专属性鉴别特征为有椭圆形纹孔并集成纹孔群的薄壁细胞。

（1）山药的鉴定：观察淀粉粒的形状、大小、脐点，草酸钙针晶的存在状态、大小等特征。

（2）茯苓的鉴定：观察无色团块的形状，菌丝的形状、大小、颜色等特征。

（3）熟地黄的鉴定：观察灰棕色至深褐色薄壁细胞的形状、内含物等特征。

（4）牡丹皮的鉴定：观察草酸钙簇晶的分布状态、木栓细胞的形状和颜色等特征。

（5）山茱萸的鉴定：观察橙黄色果皮表皮细胞的形状、细胞壁等特征。

（6）泽泻的鉴定：观察有椭圆形纹孔并集成纹孔群的薄壁细胞的形状、颜色等特征。

## 【实验报告】

1. 简述中成药显微鉴定的基本步骤。
2. 绘制六味地黄丸显微鉴别特征图。

## 【思考题】

1. 在确定中成药各药物专属性的显微特征时需要注意什么？
2. 我国科学家徐国钧先生基于组织和后含物特征开发了中药材和中成药的显微鉴别技术，解决了"丸散膏丹，神仙难辨"的难题。在学习中，要如何增强中医药传承创新的使命感，培养追求卓越的工匠精神？

# 实验十五

# 未知生药和生药混合粉末的鉴定

## 【实验目的】

了解未知生药、生药混合粉末的检验方法、步骤和结论处理。

## 【实验材料、仪器及试剂】

材料：未知生药、生药混合粉末。
仪器：显微镜、酒精灯、紫外光灯、教学成像系统等。
试剂：水合氯醛试液、稀甘油等。

## 【实验内容】

有时因标签模糊、污损、丢失或因某些民间单方、验方中的持有者保密，会存在未知名称的生药，需要鉴定。这类检品一般检验难度较大，有的甚至因送检者仅能提供少量药用部分的碎片或粉末、持验方者保密等原因，又无法追溯原植物，故一时鉴定不出检品的品种，也是不足为奇的。一般按如下步骤检验。

## 一、未知生药的鉴定

（1）首先通过对检品的仔细观察，根据其形状、表面和断面特征判定其属于哪一类生药（指按药用部分分类的类别）。如为叶、花、全草等类较易断定；如为根、根茎、茎等类，先要判定为双子叶植物还是单子叶植物，然后再在该类进行检索。

（2）对于单靠性状鉴定难以断定的检品，则用显微鉴定的方法进一步检验。根据检品维管束的类型和排列方式、初生木质部的始熟方式、内皮层和髓部的有无，综合分析断定其所属类别。

（3）根据性状、显微特征、送检者提供的功效等线索，与该类生药的有关资料进行核对，逐渐缩小搜索范围。

（4）根据以上检验推断出可能的品种，做一些必要的理化定性试验，做进一步分析验证。

（5）在初步判定检品的品种后，用对照药材、对照品，进行性状、显微、理化等方面的仔细对照，确定检品的品种。

（6）有的检品经以上检验仍不能断定品种，则可通过收集原植物标本，进行分类鉴定确定品种。

（7）品种确定后，再按该生药的质量标准中的有关规定，进行质量检验。包括检查、浸出物、含量测定等项。

（8）根据以上各项检验结果，进行综合分级，得出结论，写出检验报告书。

（9）如果检品是全草类生药，则可按"基源鉴定"的方法进行植物的分类鉴定，即可确定品种，再按以上'（6）'、'（7）'、'（8）'条检验和出具报告书。

## 二、未知生药混合粉末的鉴定

（1）按照"粉末制片法"进行装片观察（至少要有水装片、水合氯醛装片和透化装片）。

（2）两种制片分别观察，并记录各项特征。

（3）根据所学的知识并参考有关资料，逐一核对粉末特征，各属于何种药材的特征。

（4）整理结果写出报告。

## 【实验报告】

1. 做好检验记录。

2. 写出实验材料——未知生药的检验报告书。

3. 做出未知混合粉末的实验结果报告。

**【思考题】**

1. 对于根据检品难以确定品种，又无法得到原植物的检品应如何处理？
2. 怎样能迅速判断未知生药混合粉末的药材名称？

# 第三篇
# 附录

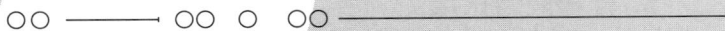

# 附录一

# 常用试剂配制方法

## 一、化学定性试剂

### 1. α-萘酚试剂

取 α-萘酚 5g，加乙醇 100mL 溶解，如不澄清，可滤过，装棕色瓶备用。

### 2. 费林（Fehling）试剂

甲液：6.92g 硫酸铜溶于 100mL 水中。

乙液：34.6g 酒石酸钾钠、14g 氢氧化钠溶于 100mL 水中。

临用时两液混合，即得。

### 3. 10% 盐酸

取盐酸 27mL，加蒸馏水使成 100mL，即得。

### 4. 10% 氢氧化钠

取氢氧化钠 10g，加蒸馏水使成 100mL，即得。

### 5. 苦味酸钠试纸

取滤纸条浸入苦味酸饱和水溶液中，浸透后取出晾干，再浸入 10% 碳酸钠水溶液中，迅速取出，晾干即可。

### 6. 1% 三氯化铁试剂

取三氯化铁 1g，加蒸馏水使溶解成 100mL，即得。

### 7. 1% 氢氧化钠溶液

取氢氧化钠 1g，加蒸馏水使成 100mL，即得。

### 8. 1% 醋酸镁甲醇溶液

取醋酸镁 1g，加甲醇至 100mL，即得。

### 9. 1% 三氯化铝乙醇溶液

取三氯化铝 1g，溶解于 100mL 乙醇中，即得。

### 10. 2% 红细胞生理盐水混悬液

取兔血 10mL，放在盛有玻璃珠的三角烧瓶中，振摇 10 分钟，除去纤维蛋白，把脱纤维血倒在离心管中，加生理盐水混匀后，离心，使血细胞下沉，反复2～3次，至生理盐水不再显红色，取以上红细胞2mL，加生理盐水100mL，稀释成2%的红细胞混悬液（本液须置冰箱保存，存期2～3天）。

### 11. 稀醋酸

取冰醋酸18mL，加水稀释至300mL，即得。

### 12. 1mol／L盐酸羟胺甲醇液

取盐酸羟胺6.95g，加甲醇至100mL，即得（新鲜配制）。

### 13. 1.1mol／L氢氧化钾甲醇试液

取6.2g氢氧化钾溶于100mL甲醇中，即得。

### 14. 1%盐酸溶液

取盐酸2.7mL，加蒸馏水使成100mL，即得。

### 15. 碘化铋钾试剂

甲液：取次硝酸铋0.85g，溶解于蒸馏水40mL与冰醋酸10mL的混合液中。

乙液：取碘化钾8g，溶解于20mL水中（分别贮于棕色瓶内）。

作沉淀试剂：使用前将甲、乙两液等量混合。

作喷雾试剂：甲、乙液各5mL与醋酸20mL及水100mL混合。

### 16. 碘化汞钾试剂

取二氯化汞3.4g，溶解于150mL水中。另取碘化钾12.5g，溶解于25mL水中。然后将两液混合摇匀，再加水稀释至250mL。

### 17. 碘化钾-碘试剂（两种方法）

方法1：取碘化钾1.5g，碘0.5g，溶解于25mL水中，即得。

方法2：取碘化钾10g，碘1g，溶解于50mL水中，加热，加2mL醋酸，再用水稀释至100mL，即得。

### 18. 硅钨酸试剂

取硅钨酸钠5g，溶于100mL水中，加盐酸少量至pH为2左右，即得。

### 19. 磷钼酸试剂

取磷钼酸钠10g，溶于100mL乙醇中，即得。

### 20. 饱和溴水试剂

取溴水2～3mL，置于用凡士林涂塞的棕色玻璃瓶中，加水100mL使成饱和溶液。置暗处保存。

### 21. 0.2%茚三酮试剂

取茚三酮0.2g，加乙醇溶解成100mL，即得。

**22. 0.5%硫酸铜试液**

取硫酸铜 0.5g，加水使溶解成 100mL，即得。

**23. 拭镜液**

取乙醚 70mL，加无水乙醇 30mL，混合摇匀，即得。用于擦拭显微镜的镜头等光学部分。

## 二、显微鉴定及显微化学试验常用试剂

**1. 水合氯醛试剂**

取水合氯醛 50g，加蒸馏水 15mL、甘油 10mL 使溶解，即得。

**2. 稀甘油**

取甘油 33mL，加蒸馏水 100mL，再加樟脑少许或液化苯酚 1 滴，即得。

**3. 甘油乙醇液**

取甘油与 50%乙醇等量混合，即得。

**4. 斯氏液（甘油-醋酸液）**

取水、甘油及 36%醋酸等量混合，即得。

**5. 间苯三酚试液**

取间苯三酚 1g，加 95%乙醇 100mL，即得（本液应置玻璃塞瓶内，暗处保存）。

**6. 苏丹Ⅲ溶液**

取苏丹Ⅲ 0.01g，加 95%乙醇 5mL 溶解后，加甘油 5mL，摇匀，即得。置棕色玻璃瓶内保存，在 2 个月内使用。

**7. 稀碘液**

取 0.5g 碘化钾溶于少量水中，加入 1g 碘，溶解后加水至 100mL，即得。

**8. FAA 固定液（福尔马林-醋酸-乙醇混合液）**

取 50%～70%乙醇 90mL、福尔马林（36%～40%）5mL、冰醋酸 5mL，混合，即得。

**9. 番红染色液**

取番红 1g，溶于 100mL 50%乙醇中，即得。

**10. 固绿染色液**

取固绿 0.5g，溶于 100mL 95%乙醇中，即得。

**11. 品红甘油明胶溶液**

取粉末状明胶 1g，加水 6mL，浸 1～6 小时，使溶解，加甘油 7mL，轻轻搅匀，用纱布过滤，加入适量的碱性品红溶液，即得。用于半永久制片的

封藏。

　　碱性品红溶液的配制：碱性品红 0.01g，加入无水乙醇 60mL、樟油 8mL，溶解，即得。

## 三、薄层色谱常用试剂

### 1. 1% 羧甲基纤维素钠溶液

　　取 1g 羧甲基纤维素钠，加蒸馏水至 100mL，温热使之溶解，放置，取上清液备用。

### 2. 三氯化铁-铁氰化钾显色剂

　　取 1‰ 铁氰化钾水溶液、2‰ 三氯化铁水溶液，临用前等体积混合。

### 3. 1% 香草醛浓硫酸显色剂

　　取 1g 香草醛溶于 100mL 浓硫酸，或 0.5g 香草醛溶于 100mL 浓硫酸-乙醇（4：1）中。

### 4. 10% 磷钼酸显色剂

　　取 10g 磷钼酸溶于 100mL 乙醇中，滤过，备用。

# 附录二

# 《中国药典》（2025年版）规定的药筛标准及生药粉末分等

| 筛号 | 筛孔内径（平均值） | 目号 |
|------|------------------|------|
| 一号筛 | $2000\mu m \pm 70\mu m$ | 10 目 |
| 二号筛 | $850\mu m \pm 29\mu m$ | 24 目 |
| 三号筛 | $355\mu m \pm 13\mu m$ | 50 目 |
| 四号筛 | $250\mu m \pm 9.9\mu m$ | 65 目 |
| 五号筛 | $180\mu m \pm 7.6\mu m$ | 80 目 |
| 六号筛 | $150\mu m \pm 6.6\mu m$ | 100 目 |
| 七号筛 | $125\mu m \pm 5.8\mu m$ | 120 目 |
| 八号筛 | $90\mu m \pm 4.6\mu m$ | 150 目 |
| 九号筛 | $75\mu m \pm 4.1\mu m$ | 200 目 |

## 《中国药典》（2025年版）规定的生药粉末分等

最粗粉：指能全部通过一号筛，但混有能通过三号筛不超过20%的粉末。

粗　粉：指能全部通过二号筛，但混有能通过四号筛不超过40%的粉末。

中　粉：指能全部通过四号筛，但混有能通过五号筛不超过60%的粉末。

细　粉：指能全部通过五号筛，但含能通过六号筛不少于95%的粉末。

最细粉：指能全部通过六号筛，但含能通过七号筛不少于95%的粉末。

极细粉：指能全部通过八号筛，但含能通过九号筛不少于95%的粉末。

# 生药图片

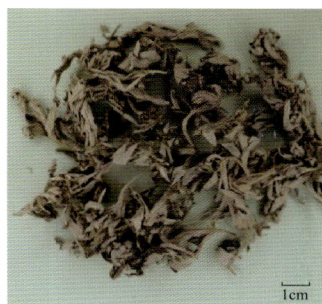

艾叶

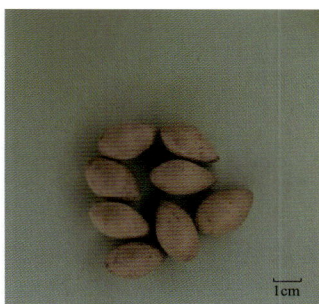

白果

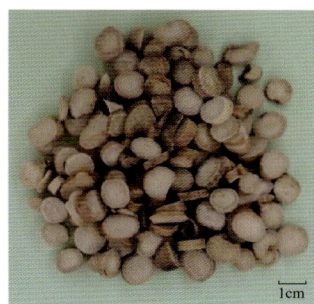

白芍

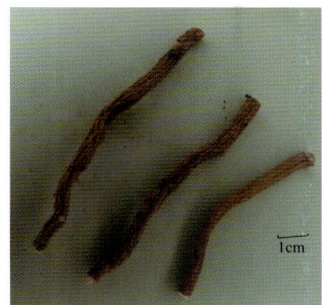

板蓝根

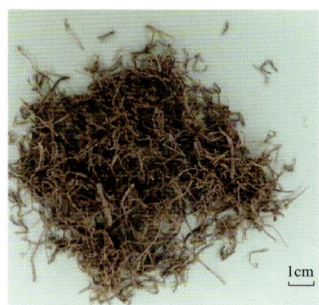

半边莲

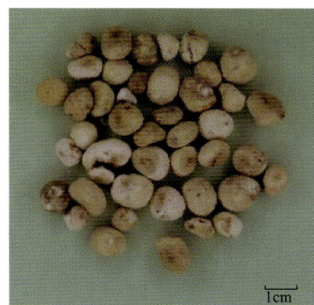

半夏

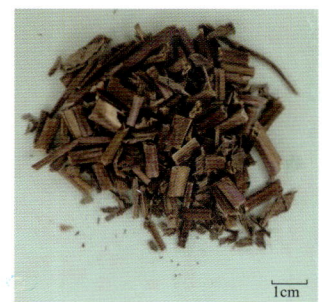

薄荷

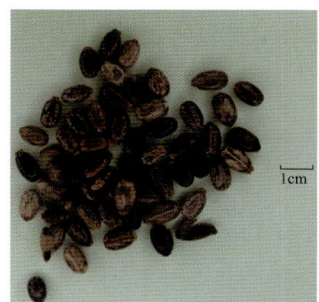

蓖麻

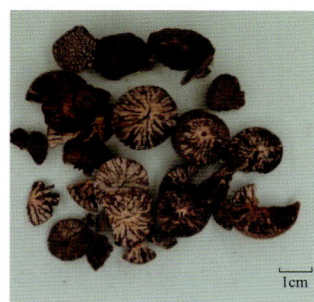

槟榔

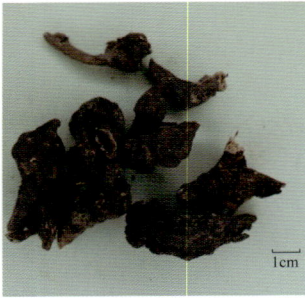

草乌

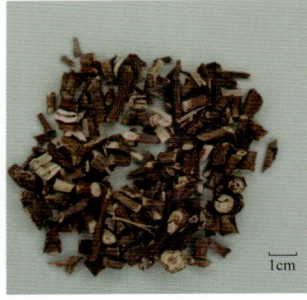

柴胡

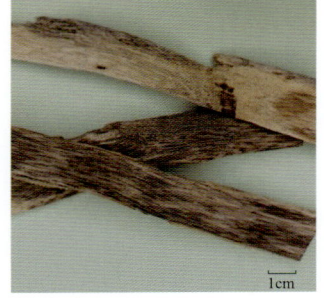

沉香

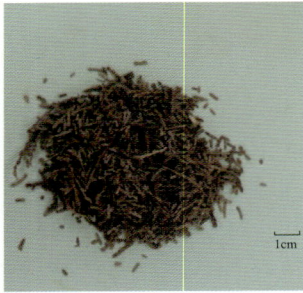

侧柏叶

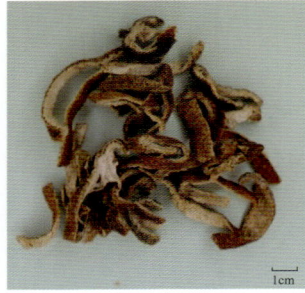

陈皮

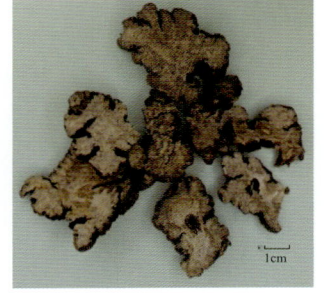

川芎

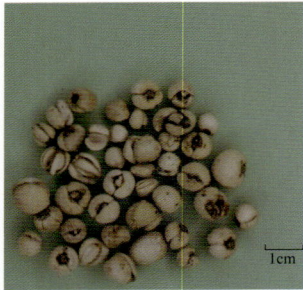

川贝母

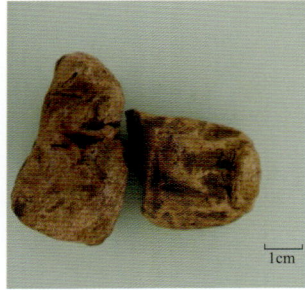

大黄

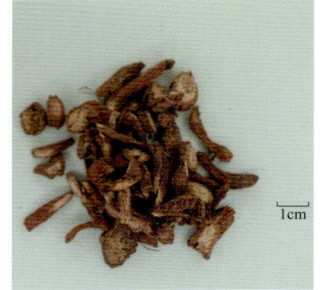

丹参

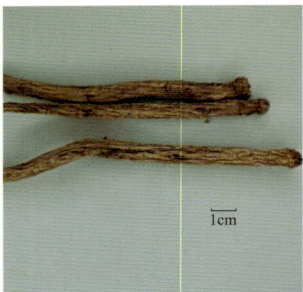

党参

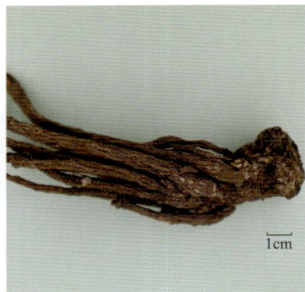

当归

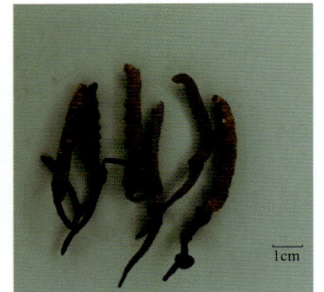

冬虫夏草

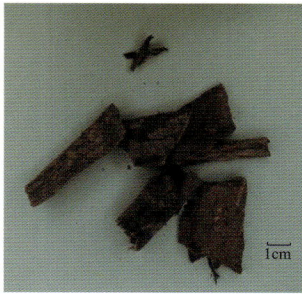

杜仲

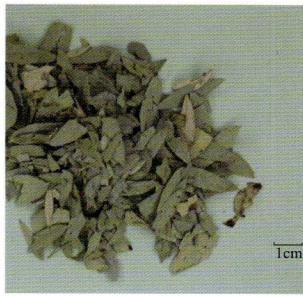

番泻叶

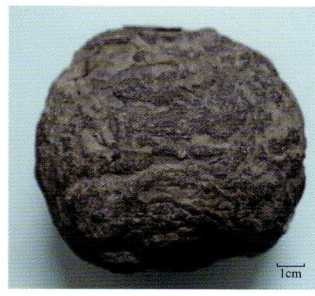

茯苓

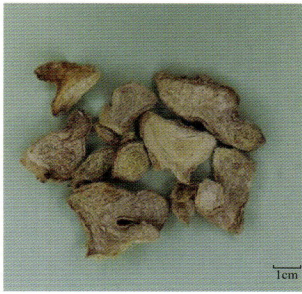

干姜

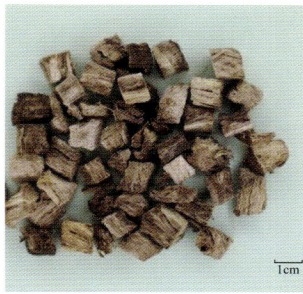

葛根

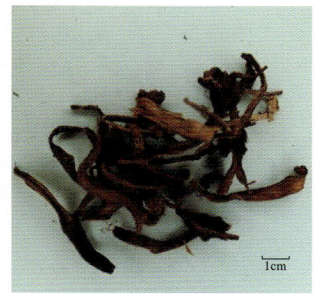

骨碎补

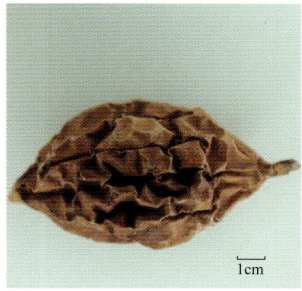

栝楼

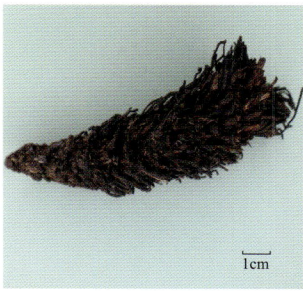

贯众

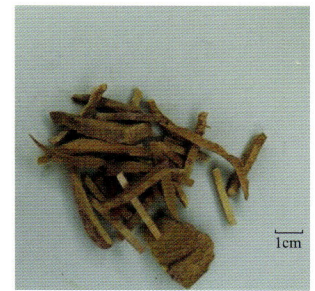

关黄柏

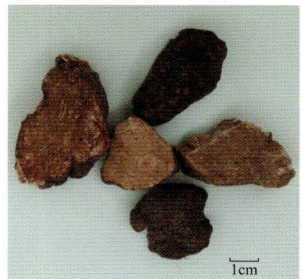

何首乌

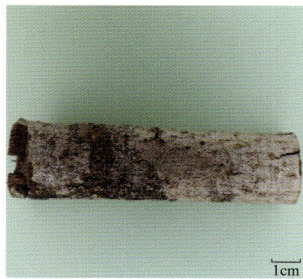

厚朴

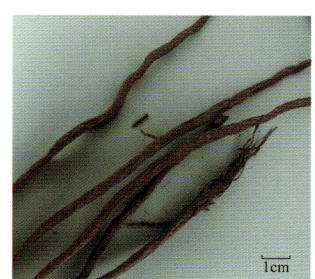

怀牛膝

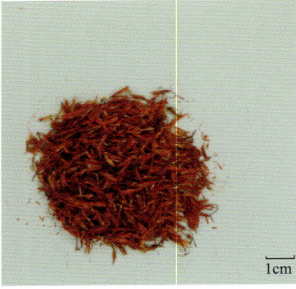

红花

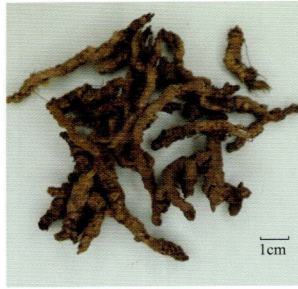

黄连

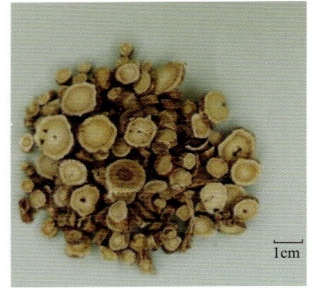

黄芪

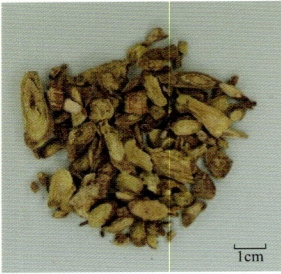

黄芩

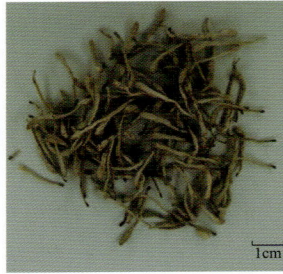

金银花

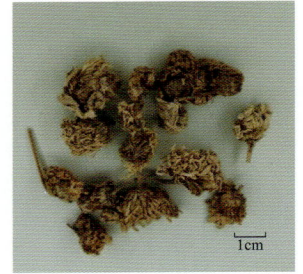

菊花

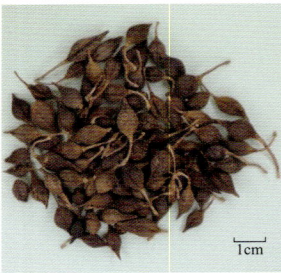

连翘

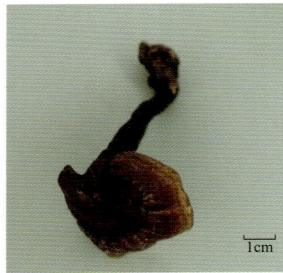

灵芝

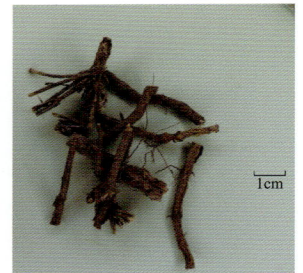

麻黄根

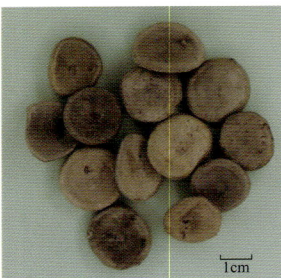

马钱子

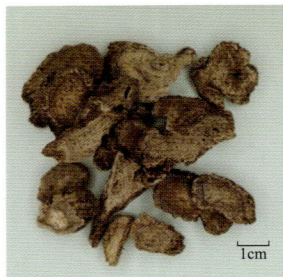

木香

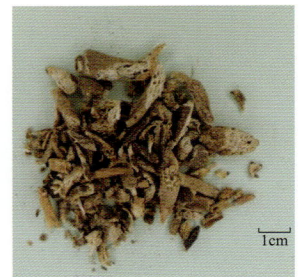

南沙参

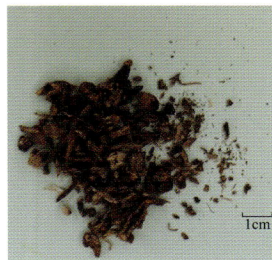
秦艽

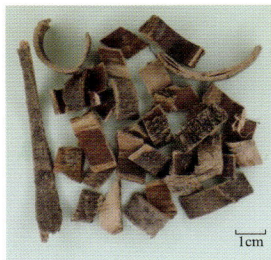
秦皮

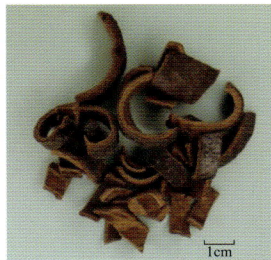
肉桂

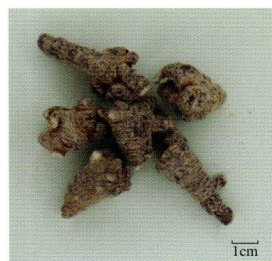
三七

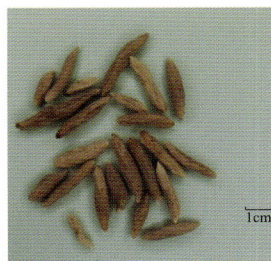
山麦冬

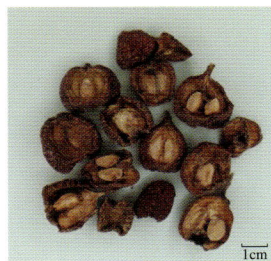
山楂

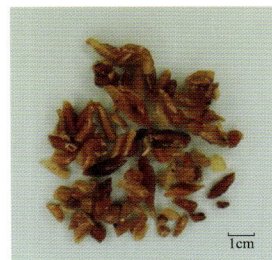
天冬

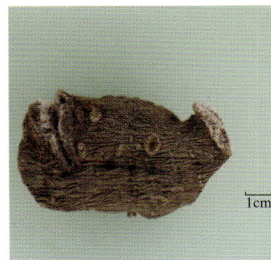
天花粉

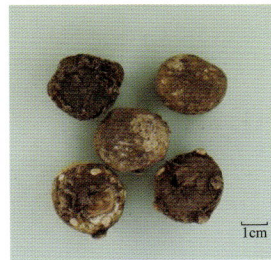
天南星

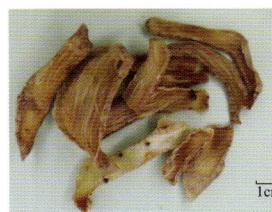
天麻

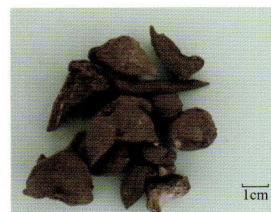
乌头

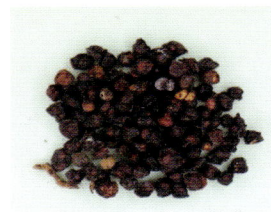
五味子

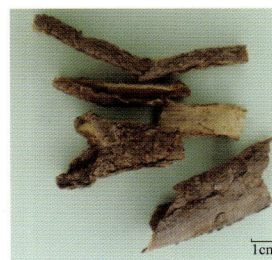
五加皮

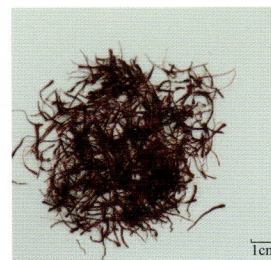
西红花

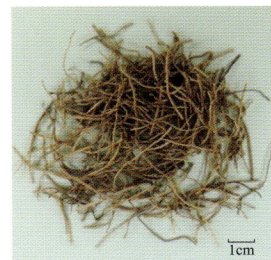
细辛

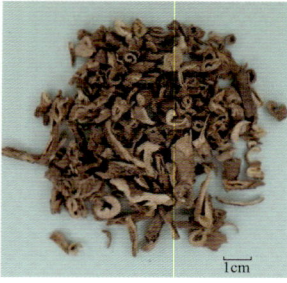

香加皮

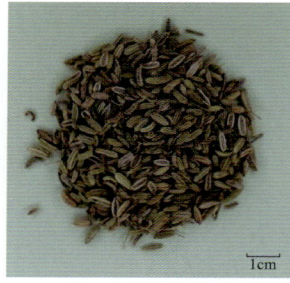

小茴香

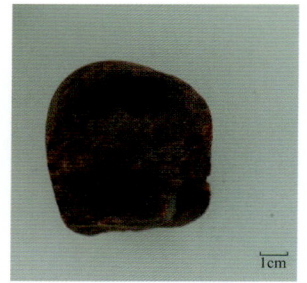

血竭

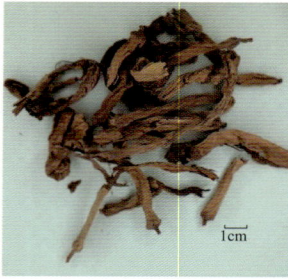

洋金花

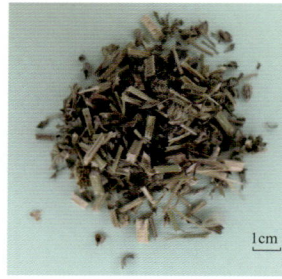

益母草

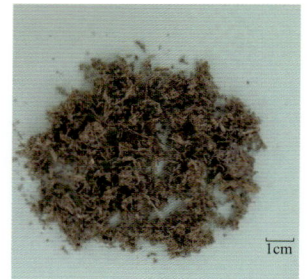

茵陈

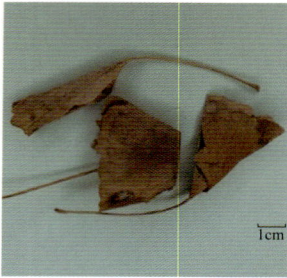

银杏叶

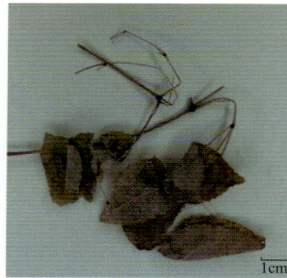

淫羊藿

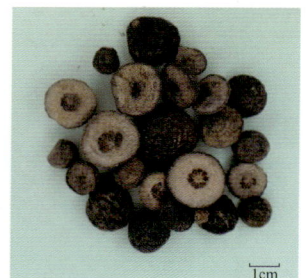

枳实

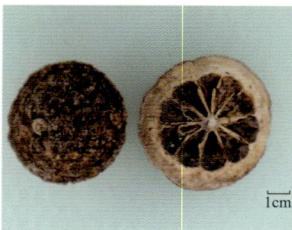

枳壳

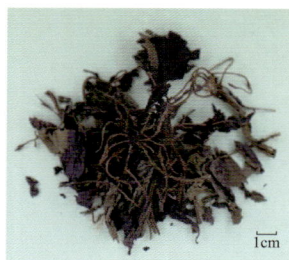

紫苏叶

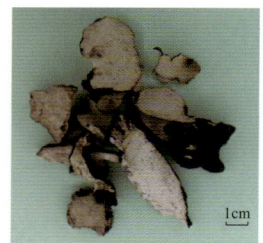

猪苓

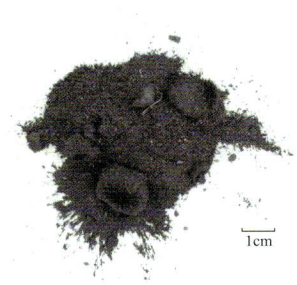

磁石粉

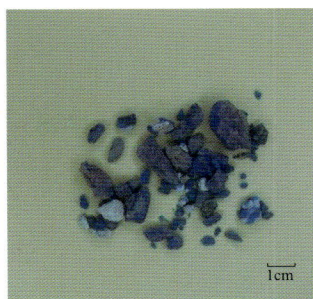

胆矾

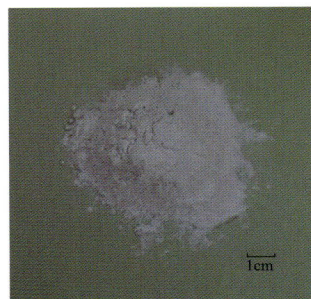

滑石粉

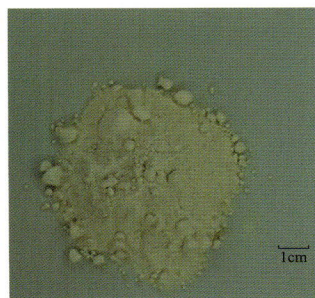

硫黄粉

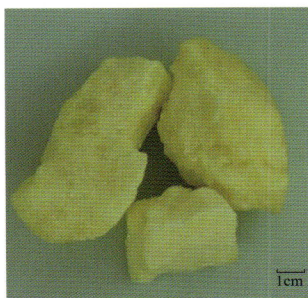

硫黄

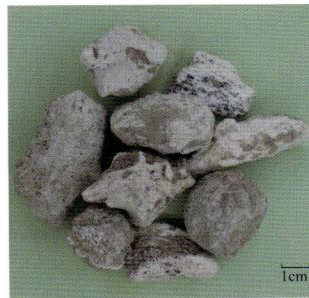

龙骨

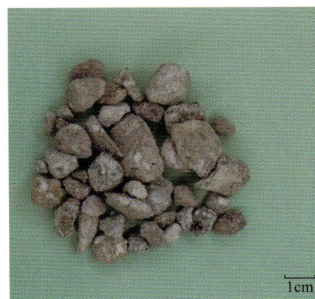

炉甘石

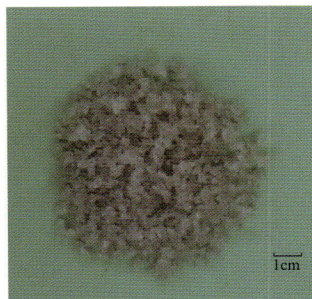

芒硝

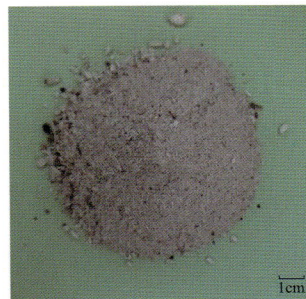

石膏

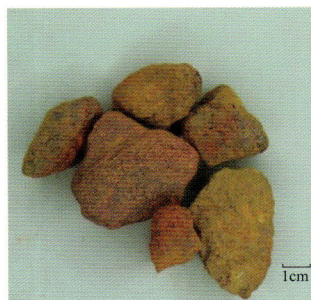

雄黄

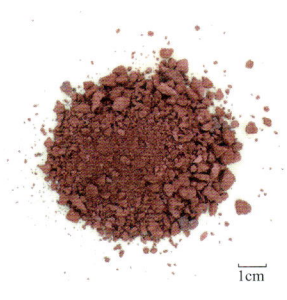

赭石

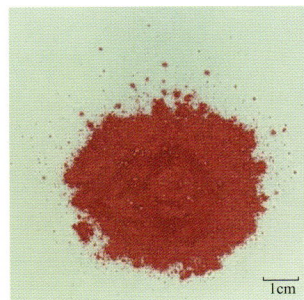

朱砂

# 附录四

# 部分实验结果图

## 实验四

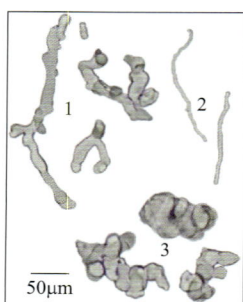

**茯苓粉末显微特征图**

1—分枝状团块；2—菌丝；3—颗粒状团块

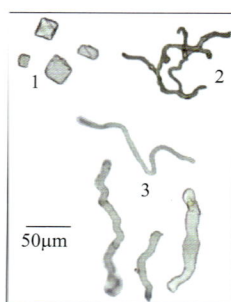

**猪苓粉末显微特征图**

1—草酸钙方晶；2—菌丝；3—菌丝团块

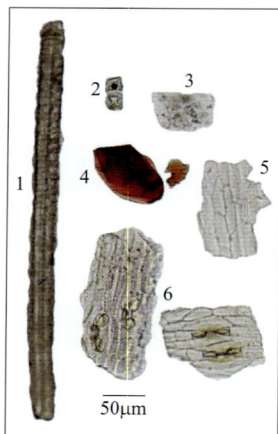

**草麻黄粉末显微特征图**

1—纤维；2—石细胞；3—草酸钙砂晶；

4—色素块；5—表皮细胞碎片；

6—表皮细胞及气孔

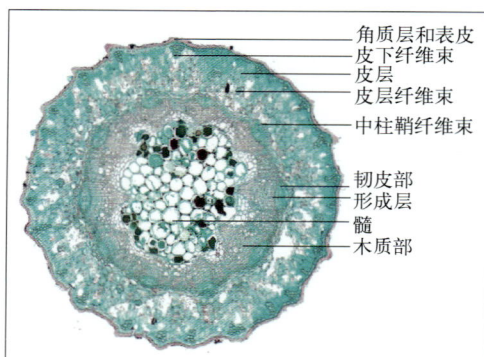

角质层和表皮
皮下纤维束
皮层
皮层纤维束
中柱鞘纤维束
韧皮部
形成层
髓
木质部

**草麻黄茎横切面**

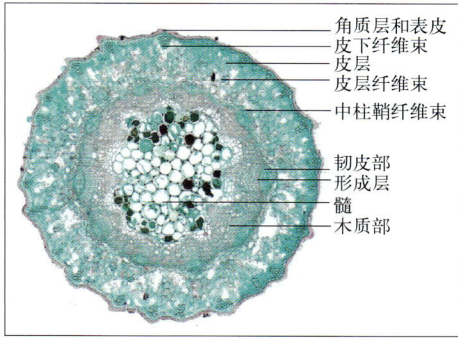

木贼麻黄茎横切面

角质层和表皮
皮下纤维束
皮层
皮层纤维束
中柱鞘纤维束
韧皮部
形成层
髓
木质部

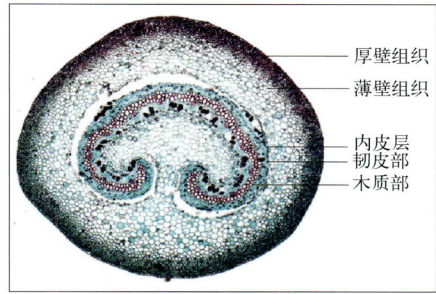

紫萁贯众叶柄基部横切面

厚壁组织
薄壁组织
内皮层
韧皮部
木质部

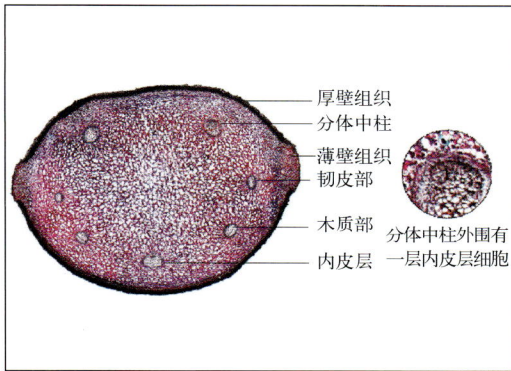

绵马贯众叶柄基部横切面

厚壁组织
分体中柱
薄壁组织
韧皮部
木质部
内皮层
分体中柱外围有
一层内皮层细胞

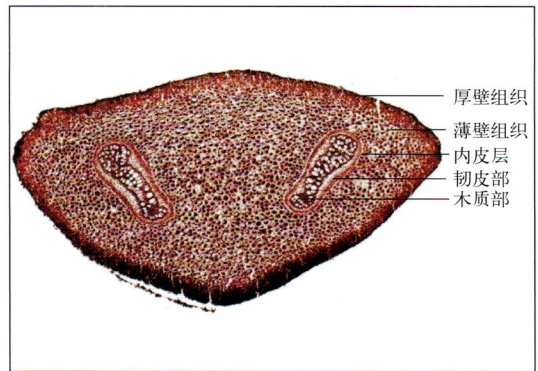

荚果蕨贯众叶柄基部横切面

厚壁组织
薄壁组织
内皮层
韧皮部
木质部

# 实验五

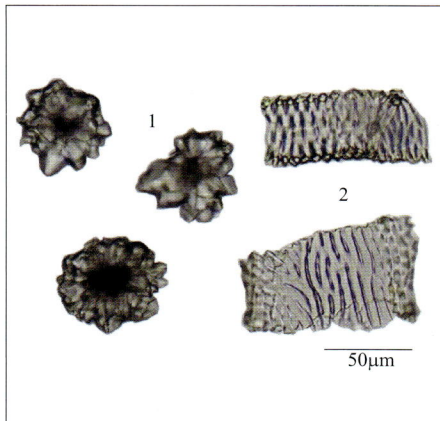

大黄粉末显微特征图

1—草酸钙簇晶；2—导管

1
2
50μm

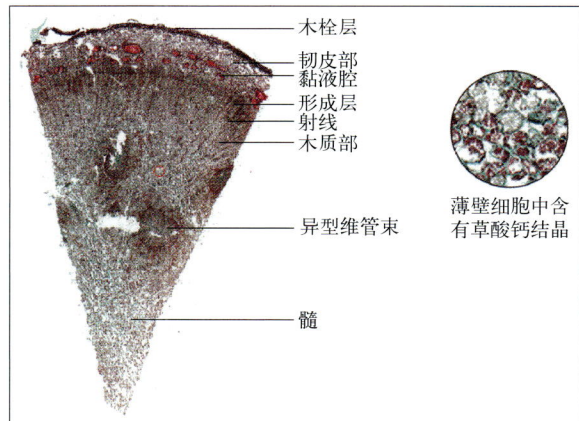

大黄根茎横切面

木栓层
韧皮部
黏液腔
形成层
射线
木质部
异型维管束
髓
薄壁细胞中含
有草酸钙结晶

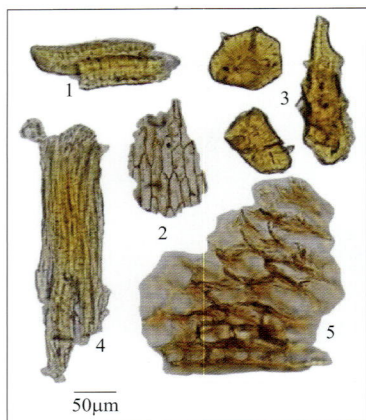

**黄连粉末显微特征图**

1—韧皮纤维；2—鳞叶表皮细胞；

3—石细胞；4—木纤维；5—木栓组织

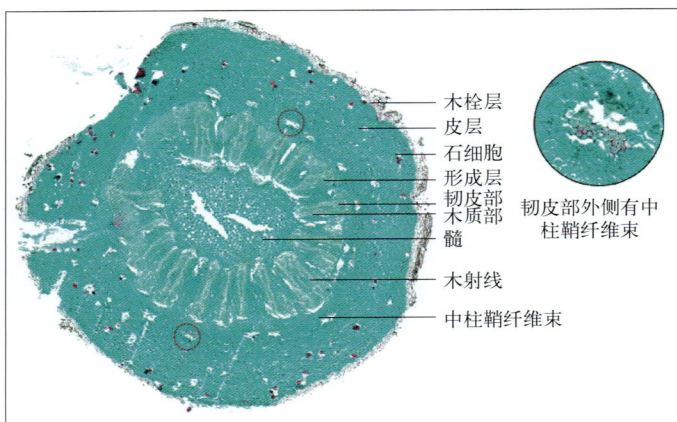

**黄连根茎横切面**

木栓层
皮层
石细胞
形成层
韧皮部
木质部
髓
木射线
中柱鞘纤维束

韧皮部外侧有中柱鞘纤维束

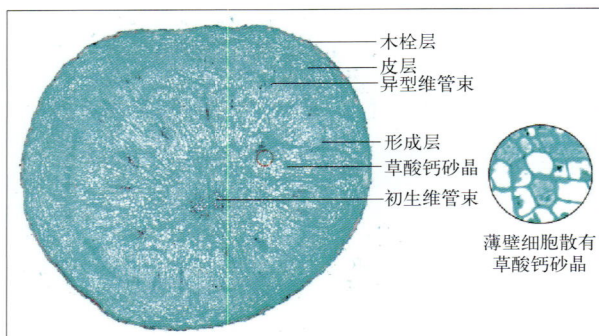

**牛膝根横切面**

木栓层
皮层
异型维管束
形成层
草酸钙砂晶
初生维管束

薄壁细胞散有草酸钙砂晶

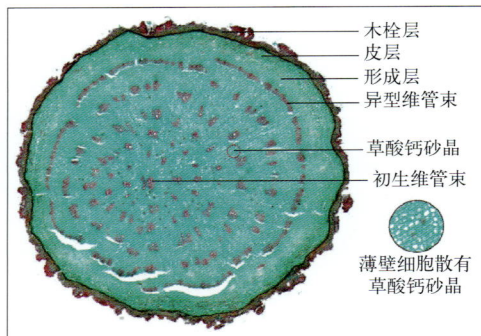

**川牛膝根横切面**

木栓层
皮层
形成层
异型维管束
草酸钙砂晶
初生维管束

薄壁细胞散有草酸钙砂晶

# 实验六

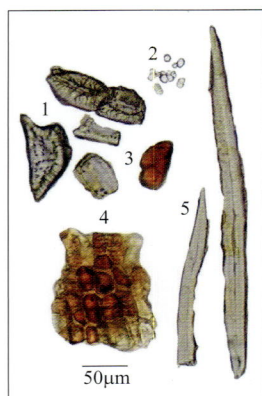

**肉桂粉末显微特征图**

1—石细胞；2—淀粉粒；3—油细胞；

4—木栓细胞；5—纤维

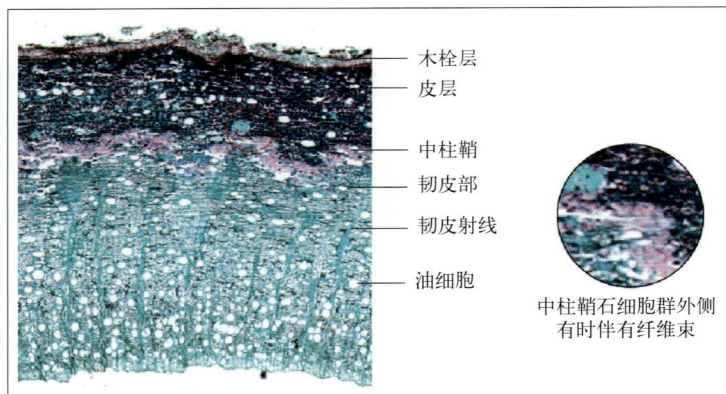

**肉桂横切面**

木栓层
皮层
中柱鞘
韧皮部
韧皮射线
油细胞

中柱鞘石细胞群外侧有时伴有纤维束

# 实验七

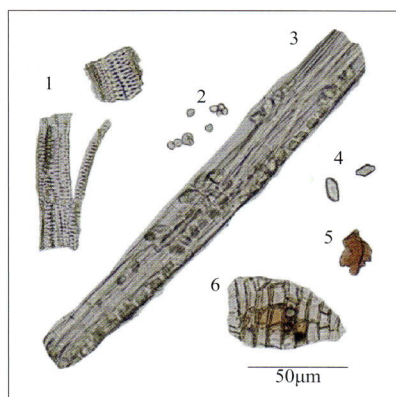

甘草粉末显微特征图

1—导管；2—淀粉粒；3—晶鞘纤维；4—方晶；

5—棕色块；6—木栓细胞

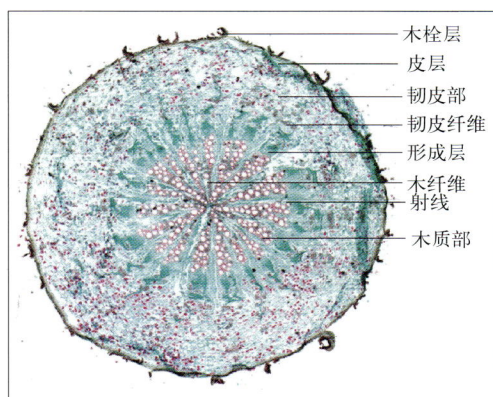

甘草根横切面

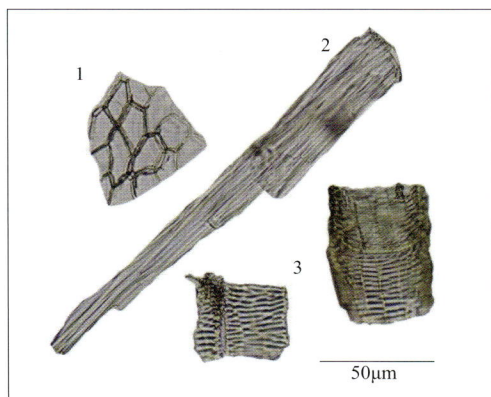

黄芪粉末显微特征图

1—木栓组织；2—纤维；3—导管

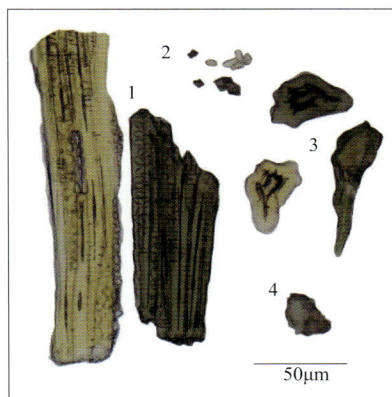

黄柏粉末显微特征图

1—晶鞘纤维；2—方晶；3—石细胞；4—黏液细胞

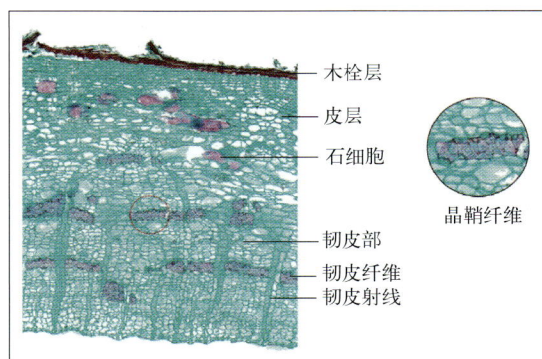

川黄柏树皮横切面

# 实验八

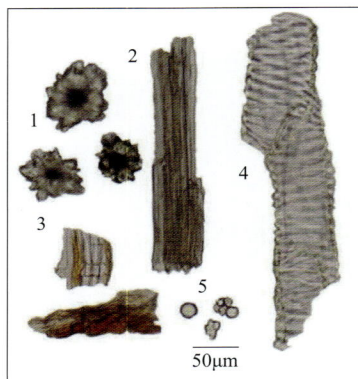

**人参粉末显微特征图**
1—草酸钙簇晶；2—纤维；3—树脂道；
4—导管；5—淀粉粒

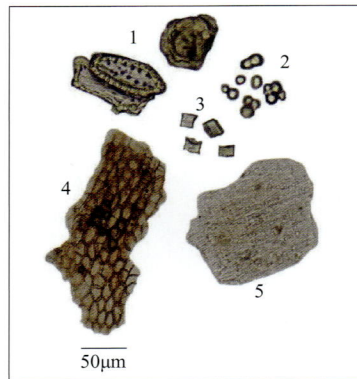

**香加皮粉末显微特征图**
1—石细胞；2—淀粉粒；3—方晶；
4—木栓细胞；5—乳汁管

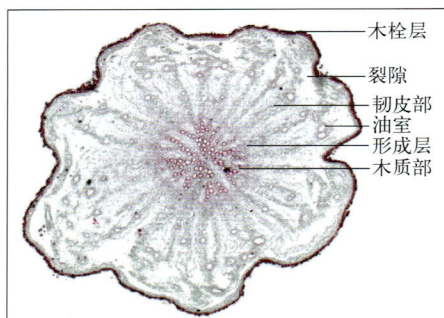

右侧标注（从上到下）：
木栓层
裂隙
韧皮部
油室
形成层
木质部

**当归根横切面**

# 实验九

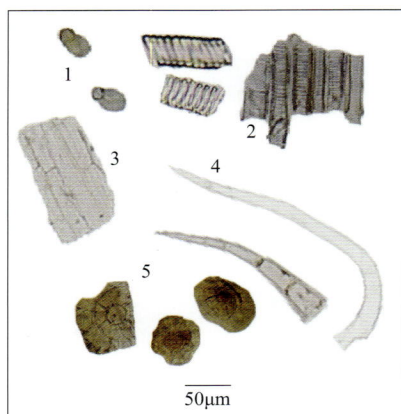

**薄荷粉末显微特征图**
1—腺毛；2—导管；3—茎表皮细胞；
4—非腺毛；5—腺鳞

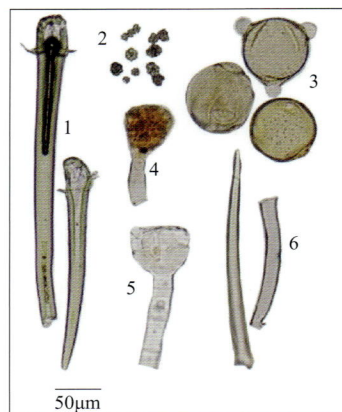

**金银花粉末显微特征图**
1—厚壁非腺毛；2—草酸钙簇晶；3—花粉粒；
4—圆头腺毛；5—平头腺毛；6—薄壁非腺毛

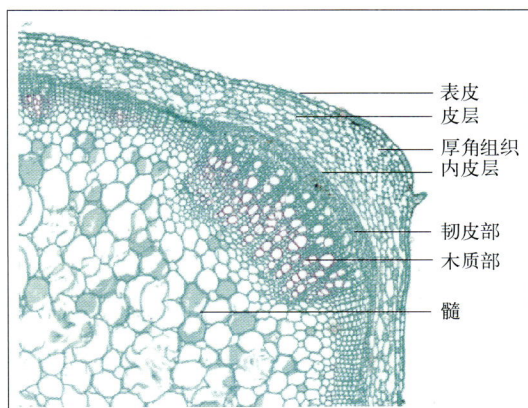

薄荷茎横切面

# 实验十

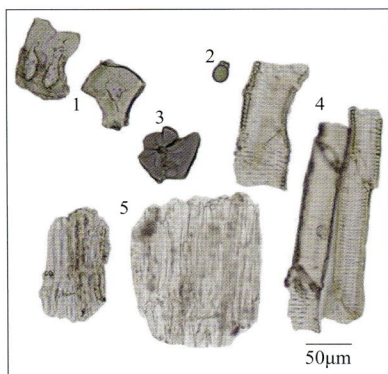

党参粉末显微特征图

1—石细胞；2—淀粉粒；3—菊糖；4—导管；5—乳汁管

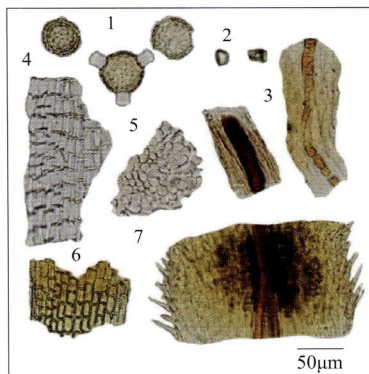

红花粉末显微特征图

1—花粉粒；2—草酸钙方晶；3—分泌细胞；
4—花冠表皮细胞；5—花冠顶端表皮细胞；
6—花药基部碎片；7—花柱碎片

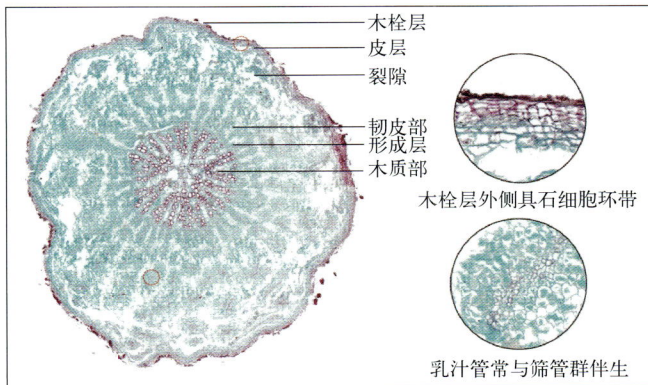

党参根横切面

# 实验十一

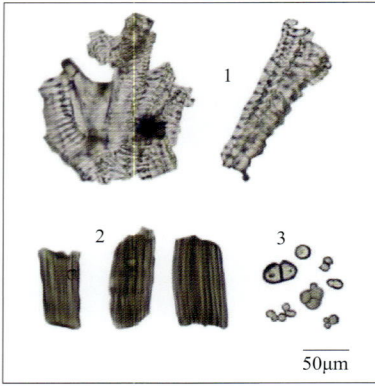

半夏粉末显微特征图

1—导管；2—针晶束；3—淀粉粒

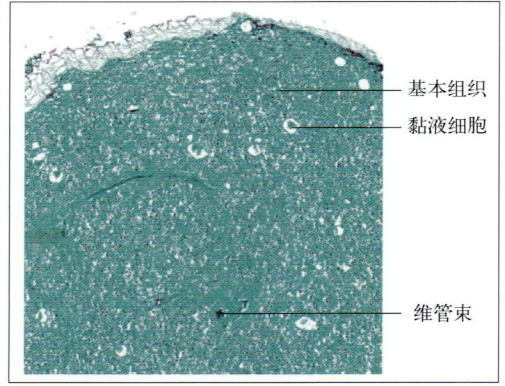

半夏块茎横切面

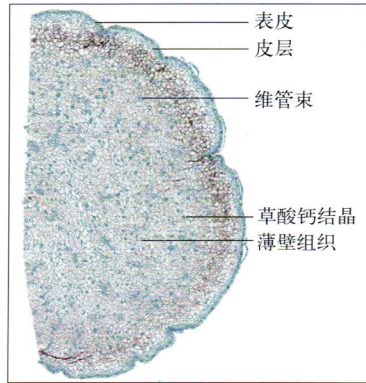

天麻块茎横切面

［1］ 国家药典委员会．中华人民共和国药典一部、四部［M］．2025 年版．北京：中国医药科技出版
社，2025．

［2］ 叶敏，秦路平．生药学［M］．8 版．北京：人民卫生出版社，2022．

［3］ 陈随清．生药学实验指导［M］．4 版．北京：人民卫生出版社，2023．

［4］ 陈立娜，何立巍．生药学与天然药物化学实验［M］．北京：化学工业出版社，2019．

［5］ 康延国，闫永红．中药鉴定学［M］．北京：中国中医药出版社，2021．